· 大国医用药心法丛书 ·

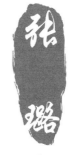

张璐

经方应用心法

李成文　刘桂荣◎总主编

胡方林　郜文辉◎主编

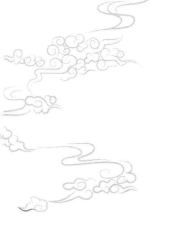

U0298004

中国健康传媒集团

中国医药科技出版社

内 容 提 要

张璐，字路玉，晚号石顽老人，与喻昌、吴谦齐名，为我国清初三大医家之一。张璐对《伤寒杂病论》很有研究，是清代《伤寒论》"错简重订派"的重要代表。本书参考《张氏医通》卷十六《祖方》及《伤寒缵论·正方》中经方编排顺序，以经方为线索，以《伤寒缵论》为核心。编排上，把方移于前与原文结合，使条理更为清晰，便于学习。在内容上，把《张氏医通》《伤寒兼证析义》《伤寒舌鉴》《本经逢原》中相关论述结合进来，在原文解析的基础上，融汇张璐关于舌脉、方药的认识，并附入相关医案。读者可全面学习张璐对《伤寒论》原著的解析及经方方药运用经验。

图书在版编目（CIP）数据

张璐经方应用心法／胡方林，郜文辉主编.—北京：中国医药科技出版社，2022.5

（大国医用药心法丛书）

ISBN 978－7－5214－3094－3

Ⅰ.①张…　Ⅱ.①胡…②郜…　Ⅲ.①经方－汇编　Ⅳ.①R289.2

中国版本图书馆 CIP 数据核字（2022）第 039722 号

美术编辑　陈君杞
版式设计　友全图文

出版　**中国健康传媒集团** | 中国医药科技出版社
地址　北京市海淀区文慧园北路甲 22 号
邮编　100082
电话　发行：010－62227427　邮购：010－62236938
网址　www. cmstp. com
规格　880×1230mm $^1/_{32}$
印张　6 $^5/_8$
字数　177 千字
版次　2022 年 5 月第 1 版
印次　2022 年 5 月第 1 次印刷
印刷　三河市万龙印装有限公司
经销　全国各地新华书店
书号　ISBN 978－7－5214－3094－3
定价　**29.00 元**

获取新书信息、投稿、为图书纠错，请扫码联系我们。

《大国医用药心法丛书》

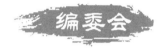

编委会

总主编　李成文　刘桂荣

编　委（按姓氏笔画排序）

　　　　李　萍　李成年　杨云松

　　　　谷建军　胡方林　胡素敏

　　　　戴　铭

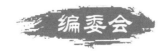

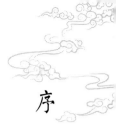

中医药是中华民族优秀文化的瑰宝，千年来赓续不绝，不断发扬光大，一直护佑着中国人民的健康，庇佑中华民族生生不息，并在世界范围内产生着越来越大的影响力和吸引力。中医药在数千年的发展中，涌现出众多的医家。正是这一代代苍生大医，使得中医药学世代传承，汇成了川流不息的文化长河，为中华民族的繁衍和百姓的健康提供了保障，功不可没。历史长河中的名家圣手，穷尽一生的努力，留下了毕生心血实践的理论及光辉的著作，不仅是中华民族更是全人类的宝贵财富。以四大经典为代表的典籍为中医理论体系奠定了基础，历代医家不断研究和阐发，使之不断充实、提高、发展。他们以继承不泥古、发扬不离宗的精神繁荣着中医学。当前，中医药发展虽然面临"天时、地利、人和"的大好局面，但我们对于中医理论的系统学习和创新研究还很迟缓，远未满足中医药事业发展的需要，以及社会进步和人民群众的需求。如何按照中医药自身发展的规律来加快理论创新，促进学术进步，是我们这一代中医学者面临的艰巨任务。历代前贤已经积累了丰富而实用的学术理论和实践经验，并形成了独到的临床诊疗技艺，但却还没有得到很好的传承，继承不足，创新也就缺乏动力，制约着中医药事业的持续健康发展。

幸运的是，我们党和政府高度重视中医药工作，特别是党的十八大以来，以习近平同志为核心的党中央把中医药工作摆在更加突出的位置，出台了一系列推进中医药事业发展的重要政策和措施，中医药改革发展取得显著成绩。在抗击新冠肺炎疫情过程中，中医药的应用取得了令人信服的成效，中医药方案具有独特性、可及性、社会性、安全性、经济性、多样性六大优势，获得了社会各界的普遍认可。古老的中医药历久弥新，正在被越来越多的人所接受。

《"健康中国2030"规划纲要》提出，实施中医药传承创新工程，重视中医药经典医籍研读及挖掘，全面系统继承历代各家学术理论、流派及学说，不断弘扬当代名老中医药专家学术思想和临床诊疗经验，挖掘民间诊疗技术和方药，推进中医药文化传承与发展。这也是本丛书策划出版的初心和宗旨。

本丛书精选了自金元时期至清代共10位杰出医家，系统整理了他们独特的方药应用和临证经验。这些医家皆为应用方药具有代表性或学术特色突出的医家，论治疾病经验丰富，常于平淡之中见神奇，论述平实且切合临床实际；其所记录医案众多而真实，其治法方药均可师可法，治疗思路颇具启发性。

本次整理研究，是在反复阅读原著、把握全局的基础上，对医家的学术经验进行了全面探讨，尽量反映其临证思维方法，还原其用药思路、方法和规律，全书收罗广博、条分缕析，详略适中，有利于读者掌握医家应用方药的原理及临床运用规律，以适应当前临床实际的需要。

丛书内容完全出自医家原著，最大限度地反映医家本人的经验论述，不添加任何现代人的观点和评价，希望读者读来能有原汁原味、酣畅淋漓的感觉。另外，凡入药成分涉及国家禁猎和保护动物的（如犀角、虎骨等），为保持古籍原貌，原则上不改。但在临床运用时，应使用相关替代品。

本丛书的参编涉及全国多所高等中医院校及医疗机构的多位专家、学者。全体作者历时5年，怀着对中医药事业的赤子之心，在中医药传承道路上，默默奉献，以实际行动切实履行了"继承好、发展好、利用好"中医药学术的重大使命。

希望丛书能成为中医药院校在校学生和中医、中西医结合医生的良师益友；成为医疗、教学、科研机构及各图书馆的永久珍藏。

由于种种原因，丛书难免有疏漏之处，敬请读者不吝批评指正，以利于本书修订和完善。

在此衷心感谢中国医药科技出版社的大力支持！

丛书编委会
2021年9月

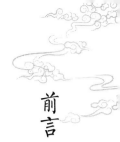

张璐，字路玉，晚号石顽老人，江南长州人（今江苏苏州）。生于明万历四十五年（1617），卒于清康熙三十八年（1699），享年82岁，与喻昌、吴谦齐名，被称为我国清初三大医家之一。

张氏早年习儒，其学习态度非常认真，业医60余年，孜孜不倦，一生著述颇多。著有《伤寒缵论》《伤寒绪论》《伤寒兼证析义》《张氏医通》《伤寒舌鉴》《本经逢原》《诊宗三昧》等。《张氏医通》对临床常见病症及治疗方药进行论述；《伤寒兼证析义》对伤寒兼虚劳、内伤、宿食等复杂病症进行分类论述；《本经逢原》对药物进行详尽叙述，着眼于临床，实用通俗；《伤寒舌鉴》结合各种舌象详论辨证用药；《诊宗三昧》则详细论述各种脉象。

张璐对《伤寒杂病论》很有研究，集30余年研究所得撰《伤寒缵论》《伤寒绪论》各2卷。他认为伤寒与杂病是可分而不可分的，他十分反对"伤寒以攻邪为务，杂病以调养为先"的世俗之见，认为攻邪调养在各类病中均有侧重，两法在伤寒与杂病中可以互相应用。张璐力主外感热病应寒温分论。其博采诸家之长，结合自己的临床实践，实事求是，对仲景学说补充发挥。张璐是清代《伤寒论》"错简重订派"的重要代表，其对《伤寒论》的研究成就除了在《伤寒缵论》中有集中体现，还散见于其他各部著作。但是对于广大《伤寒论》和经方爱好者而言，原著较为晦涩，本书参考《张氏医通》卷十六《祖方》及《伤寒缵论·正方》中经方编排顺序，以《伤寒论》经方为线索，以《伤寒缵论》为核心，编排上，把方移于前与原文结合，改变原著"方汇于后"的特点，使条理更为清晰，便于学习。在内容上，把《张氏医通》《伤寒兼证析义》《伤寒舌鉴》《本经逢原》中相关论述结合进来，在原文解析的基础上，融汇张璐关于舌脉、方药的认识，并附入相关医案。使读者在阅读过程中，在理论学习上理解更加深刻全面，在方药运用上思路更加开阔。通过对本书的阅读，相信读者会全面学习到张璐对《伤寒论》原著重要条文的解析及经方方药运用经验。

编者

2022 年 2 月

目录

第一章

桂枝汤类

第一节　桂枝汤

一、原文及解析

【原文】太阳中风，阳浮而阴弱，阳浮者，热自发，阴弱者，汗自出，啬啬恶寒，淅淅恶风，翕翕发热，鼻鸣干呕者，桂枝汤主之。(12)

桂枝汤

桂枝三两　芍药三两，酒洗　甘草二两，炙　生姜三两，切大枣十二枚，擘

上五味，哎咀，以水七升，微火煮取三升，去滓，适寒温，服一升。服已须臾啜热稀粥一升余，以助药力，温覆令一时许，遍身漐漐微似有汗者益佳，不可令如水流漓，病必不除。若一服汗出病瘥，停后服，不必尽剂。若不汗，更服依前法。又不汗，后服小促其间，半日许令三服尽。若病重者，一日一夜服，周时观之。服一剂尽，病证犹在者，更作服，若汗不出者，乃服至二三剂。禁生冷、黏滑、肉面、五辛、酒酪、臭恶等物。

【解析】阳浮阴弱，即与卫强营弱同义。阳浮者，阳邪入卫，脉必外浮，阳性本热风又善行，所以发热快捷，不待郁闭自发也；阴弱者，营无邪助，比卫不足，脉必内弱，阴弱不能内守，阳疏不为外固，所以致汗直易，不待覆盖自出也。自汗既多，则营益弱矣。啬啬恶寒，内气馁也，淅淅恶风，外体疏也。恶风未有不恶寒者，世俗相传，谓伤风恶风，伤寒恶寒，误人多矣。翕翕发热，乃气蒸湿润之

热，比伤寒之干热不同。鼻鸣者，阳气上壅也；干呕者，阳邪上逆也。若外邪不解，势必传里，鼻鸣干呕，便是传入阳明之候，是以呕则传，不呕则不传也。故用桂枝汤解肌表之阳邪，而与发汗驱出阴寒之法，迥乎角立也。(《伤寒缵论》卷上《太阳上篇》)

【原文】太阳病，头痛，发热，汗出恶风者，桂枝汤主之。(13)
太阳病，外证未解，脉浮弱者，当以汗解，宜桂枝汤。(42)

【解析】外证未解，曾服过发汗药可知。(《伤寒缵论》卷上《太阳上篇》)

【原文】太阳病，发热汗出者，此为营弱卫强，故使汗出。欲救邪风者，宜桂枝汤。(95)

【解析】卫得邪助而强，营无邪助，故为弱也。(《伤寒缵论》卷上《太阳上篇》)

【原文】病人脏无他病，时发热自汗出而不愈者，此为卫气不和也。先其时发汗则愈，宜桂枝汤主之。(54)

【解析】里无宿病，而表中风邪，汗出不愈者，必是卫气不和之故。设入于营，则里已近灾，未可宴然称无病矣。时发热者，有时发热，有时不热，故先于未发热时，用解肌之法也。(《伤寒缵论》卷上《太阳上篇》)

【原文】病常自汗出者，此为荣气和，荣气和者外不谐，以卫气不共荣气和谐故尔。以荣行脉中，卫行脉外，复发其汗，荣卫和则愈，宜桂枝汤。(53)

【解析】此明中风病所以卫受邪风，营反汗出之理。见营气本和，以卫受风邪，不能内与营气和谐，汗但外泄，虽是汗出，复宜发汗，使风邪外出，则卫不强而与营和矣。(《伤寒缵论》卷上《太阳上篇》)

【原文】太阳病，初服桂枝汤，反烦不解者，先刺风池、风府，却与桂枝汤则愈。(24)

【解析】服汤反烦，必服药时不如法，不啜热粥助药力，肌窍未开，徒用引动风邪，漫无出路，势必内入而生烦也。中风未传变者，舍桂枝解肌，别无治法。故刺后仍服桂枝汤则愈。今虽不用刺法，此义不可不讲。内编云：服桂枝汤反烦不解，本汤加羌、辛、藁本，通其督脉则愈，即是刺风池、风府之义。《内经》云：有病汗出而身热者，风也；汗出而烦满不解者，厥也。病名风厥，言烦满不解，必致传入阴经而发热厥也。（《伤寒缵论》卷上《太阳上篇》）

【原文】太阳病，外证未解者，不可下也，下之为逆。欲解外者，宜桂枝汤主之。(44)

【解析】下之为逆，不独指变结胸等证而言，即三阴坏病，多由误下所致也。（《伤寒缵论》卷上《太阳上篇》）

【原文】太阳病，先发汗不解，而复下之，脉浮者不愈。浮为在外，而反下之，故令不愈。今脉浮故知在外，当须解外则愈，宜桂枝汤主之。(45)

【解析】虽已下而脉仍浮，表证未变者，当急解其外也。（《伤寒缵论》卷上《太阳上篇》）

【原文】伤寒发汗，解半日许，复烦脉浮数者，可更发汗，宜桂枝汤主之。(57)

【解析】明系汗后表疏，风邪袭人所致。宜改用桂枝汤者，一以邪传卫分，一以营虚不能复任麻黄也。（《伤寒缵论》卷上《太阳上篇》）

【原文】伤寒不大便六七日，头痛有热者，与承气汤。其小便清者，知不在里，仍在表也，当须发汗，若头痛者必衄，宜桂枝汤。(56)

【解析】六七日不大便，明系里热，况有热以证之，更无可疑，故虽头痛，必是阳明热蒸，可与承气汤。然但言可与，不明言大小，其旨原不在下，不过借此以证有无里热耳。若小便清者，为里无热，邪未入里可知，则不可下，仍当散表，以头痛有热，寒邪怫郁于经，势必致衄。然无身疼目瞑，知邪气原不为重，故不用麻黄而举桂枝，以解散营中之邪热，则寒邪亦得解散矣。(《伤寒缵论》卷上《太阳上篇》)

【原文】 太阳病下之后，其气上冲者，可与桂枝汤，方用前法。若不上冲者，不可与之。(15)

【解析】 误下而阳邪内陷，然无他变，但仍上冲阳位，则可从表里两解之法，故以桂枝汤加于前所误用之药内，则表邪外出，里邪内出，即用桂枝加大黄汤之互辞也。若不上冲，则里已受邪，不可与桂枝明矣。(《伤寒缵论》卷上《太阳下篇》)

【原文】 桂枝本为解肌，若其人脉浮紧，发热汗不出者，不可与也，常须识此，勿令误也。(16)

【解析】 寒伤营之脉证，不可误用桂枝汤，以中有芍药收敛寒邪，漫无出路，留连肉腠，贻患无穷，故为首禁。(《伤寒缵论》卷上《太阳上篇》)

【原文】 凡服桂枝汤吐者，其后必唾脓血也。(17)

【解析】 桂枝辛甘，本胃所喜，服之反吐，其人湿热素盛可知矣。湿热更服桂枝，则热愈淫溢上焦，蒸为败浊，故必唾脓血也。(《伤寒缵论》卷上《太阳上篇》)

【原文】 酒客病，不可与桂枝汤，得汤则呕，以酒客不喜甘故也。(19)

【解析】 酒为湿热之最，酒客平素湿热搏结胸中，才挟外邪，必增满逆，所以辛甘之法不可用，则用辛凉以撒其热，辛苦以消其满，自不待言矣。后人不察，每以葛根为酒客所宜，殊不知又犯太阳经之大禁也。(《伤寒缵论》卷上《太阳上篇》)

【原文】 太阴病，脉浮者，可发汗，宜桂枝汤。(276)

【解析】太阴脉尺寸俱沉细，今脉浮，则邪还于表可知矣。故仍用桂枝击其邪之惰归也。(《伤寒缵论》卷上《太阴篇》)

【原文】阳明病，脉迟，汗出多，微恶寒者，表未解也，可发汗，宜桂枝汤。(234)

【解析】太阳之邪初入阳明，未离太阳。故仍用桂枝汤解肌，则风邪仍从卫分而出，阳明营卫难辨，辨之全借于脉证：风邪之脉传至阳明，自汗已多，则缓去而迟在若传入于腑，则迟者必数，浮者必实矣。设不数不实，定为胃虚不胜攻下之证也。(《伤寒缵论》卷上《阳明上篇》)

【原文】病人烦热，汗出则解，又如疟状，日晡所发热者，属阳明也。脉实者宜下之，脉浮虚者宜发汗，下之与承气汤，发汗宜桂枝汤。(240)

【解析】病人得汗后烦热解，以太阳经之邪将尽未尽，其人复如疟状，日晡时发热，则邪入阳明审矣。发热即潮热，乃阳明之本候也。然虽已入阳明，尚恐未离太阳，故必重辨其脉，脉实者，方为阳明腑证，宜下之。若脉浮虚者，仍是阳明而兼太阳经证，更宜汗而不宜下矣。(《伤寒缵论》卷上《阳明下篇》)

【原文】吐利止而身痛不休者，当消息和解其外，宜桂枝汤小和之。(387)

【解析】吐利止而身痛不休，外邪未解也。当消息和解其外，言当辨外邪之微甚，制汤剂之大小也。盖吐下骤虚，虽夏月，不妨桂枝汤以和其荣卫也。(《伤寒缵论》卷下《杂篇》)

二、 方药应用心得

此方专主卫受风邪之证。以其卫伤不能外固而自汗，所以用桂枝之辛发其邪，即用芍药之酸助其阴，然一散一收，又须甘草以和其胃，况发汗必须辛甘以行阳，故复以生姜佐桂枝，大枣佐甘草也。但方中芍药不言赤白，《圣惠》与节庵俱用赤，孙尚与叔微俱用白，然赤白补泻不同，仲景云：病发热汗出，此为荣弱卫强，荣虽不受邪，终非适平也，故卫强则荣弱，是知必用白芍药也。荣既弱而不能自固，岂可以赤芍药泻之乎？虽然，不可以一律论也。如太阳误下而传太阴，因而腹满时痛，则当倍白芍补荣血之虚。若夫大实者必加大黄，又宜赤芍以泻实也。至于湿热素盛之人，与夫酒客辈感寒之初，身寒恶热者，用桂枝汤，即当加黄芩以胜热，则不宜白芍以助阴，贵在临证活法也。按：桂枝入心，血药也，而仲景用以治风伤卫之证；麻黄走肺，气药也，而仲景用以治寒伤荣之证，皆气病用血药，血病用气药。故许学士有脉浮而缓风伤荣，浮紧兼涩寒伤卫之误。殊不知风伤卫则卫受邪，卫受邪则不能内护于荣，故荣气不固而自汗，必以桂枝血药，透达荣卫，又须芍药护荣固表，荣卫和而自汗愈矣。寒伤荣则荣受邪，荣受邪则不能外通于卫，故气郁而无汗，必以麻黄气药开通腠理，又须桂枝实荣散邪，汗大泄而郁热散矣。（《伤寒缵论》卷下《正方》）

妊娠伤寒，首宜固胎顺气，虽见脉紧无汗，切不可用麻黄、青龙及一切解表猛剂。以风药性升，皆犯胎气也。其脉以缓滑流利为顺，虚涩及躁急不调为逆，其解肌药，惟桂枝汤无碍，金匮云：妇人得平脉，阴脉小弱，其人渴不能食，无寒热，名妊娠，桂枝汤主之。则知妊娠虽无表证，亦宜用此以和荣卫也。（《伤寒绪论》卷上《总论》）

小儿啼哭不止，动于阴器，结聚不散，则阴核肿大而成疝，用桂枝汤加细辛、当归、木香、蝎尾。（《张氏医通》卷七《大小府门》）

发热时遍身作痒，此表虚客冒风寒，毒不能出，故痒，桂枝汤加黄芪、防风、白芷、蝉蜕。（《张氏医通》卷十二《婴儿门》）

或当靥之时，发热恶寒，身疼面青，疮不收靥者，此必风寒侵袭，故发身疼，桂枝汤加荆、防、淡豉。（《张氏医通》卷十二《婴儿门》）

霉酱色苔者，乃夹食伤寒，一二日间即有此舌，为寒伤太阴，食停胃腑之证。轻者苔色亦薄，虽腹痛，不下利，桂枝汤加橘、半、枳、朴，痛甚加大黄，冷食不消加干姜、厚朴。（《伤寒舌鉴》）

桂枝，辛甘微温，无毒。发明：麻黄外发而祛寒，遍彻皮毛，故专行发汗。上行而散表，透达营卫，故能解肌。元素云：伤风头痛，开腠理，解肌发汗，去皮肤风湿，此皆桂枝所治。时珍乃以列牡桂之下，误矣。按：仲景治中风解表，皆用桂枝汤，又方，无汗不得用桂枝，其义云何。夫太阳中风，阳浮阴弱，阳浮者热自发，阴弱者汗自出，卫实营虚，故发热汗出，桂枝汤为专药。又太阳病发热汗出者，此为营弱卫强，阴虚阳必凑之，皆用桂枝发汗。此调其营，则卫气自和，风邪无所容，遂后汗解，非桂枝能发汗也。汗多用桂枝汤者，以之与芍药调和营卫，则邪从汗去，而汗自止，非桂枝能止汗也。世俗以伤寒无汗不得用桂枝者，非也。桂枝辛甘发散为阳，寒伤营血，亦不可少之药。麻黄汤、葛根汤未尝缺此，但不可用桂枝汤，以中有芍药酸寒收敛表腠为禁耳。若夫伤寒尺脉不至，是中焦营气之虚不能下通于卫，故需胶饴加入桂枝汤，方取稼穑之甘，引入胃中，遂名之曰建中。更加黄芪，则为黄芪建中。借表药为里药，以治男子虚劳不足。《千金》又以黄芪建中换入当归为内补建中，以治妇人产后虚羸不足，不特无余邪内伏之虞，并可杜阳邪内陷之患，非洞达长沙妙用难以体此。详桂枝本手少阴血分药，以其兼走阳维，凡伤寒之邪无不由阳维传次，故此方为太阳首剂。昔人以桂枝汤为太阳经风伤卫之专药，他经皆非所宜，而仲景三阴例中阴尽复阳靡不用之，即厥阴当归四逆，未尝不本桂枝汤也。桂附各具五体，各有攸宜。肉桂虽主下元，而总理中外血气。桂心专温脏腑营血，不行经络气分。牡桂性兼上行，统治表里虚寒。薄桂善走胸胁，不能直达下焦。桂枝调和营卫，解散风邪而无过汗伤表之厄，真药中之良品，允为汤液之祖也。《本经》之言牡桂兼肉桂、桂心而言，言筒桂兼桂枝而言也。其他板桂、木桂仅供香料、食料，不入汤药。(《本经逢原》卷三《香木部》)

白芍药，酸苦平微寒，无毒。入补脾药酒炒，入止血药醋炒。入和营药，及下利后重、血热痈毒药并酒洗生用。入血虚、水肿、腹胀药桂酒制用，反藜芦。发明白芍药酸寒，敛津液而护营血，收阴气而泻邪热，盖泻肝之邪热，所以补脾之阴，即《本经》主邪气，腹痛，益气之谓。故仲景以为补营首药，入肝脾血分。及阳维寒热、带脉腹痛，补中下二焦，能于土中泻水。为血痢必用之药，然须兼桂用之，方得敛中寓散之义。建中汤之妙用，人所不知。盖泻痢皆太阴之病，建中专主太阴腹痛也。其治血痹，黄芪桂枝五物汤中用之。非深达《本经》妙理者不能也。又得炙甘草治腹中急痛，同白术补脾，同芎劳泻肝，从人参补血虚，从黄连止泻痢，同姜枣温经散湿，在用者各得其宜耳。凡人阳气虚衰，阴气散漫，患腹胀满急，于补中益气药中加白芍药一味以收阴，则阳虚不受阴制之胀，得阳药便消矣。（《本经逢原》卷二《芳草部》）

生姜，宿根谓之母姜，辛温无毒。解半夏、莨菪、厚朴毒。《本经》久服去臭气，通神明。发明生姜辛温而散，肺脾药也。散风寒，止呕吐，化痰涎，消胀满，治伤寒头痛，鼻塞咳逆，上气呕吐等病。即《本经》去臭气，通神明，不使邪秽之气伤犯正气也。同大枣行脾之津液，而和营卫。凡药中用之，使津液不致沸腾，不独专于发散也。煨熟则降而不升，止腹痛泄利，扶脾气，散郁结，故逍遥散用之。同蜂蜜熬熟，治风热咳逆痰结，取蜜之润，以和辛散之性也。生姜捣汁则大走经络，与竹沥则去热痰，同半夏则治寒痰。凡中风中暑及犯山岚雾露毒恶卒病，姜汁和童便灌之立解。姜能开痰下气，童便降火也。甄权云：捣汁和蜜食，治中热呕逆，不能下食，取姜以治呕，蜜以和胃也。姜为呕家圣药，盖辛以散之。（《本经逢原》卷三《菜部》）

甘草，一名国老，甘平，无毒。反海藻、大戟、甘遂、芫花。补中散表炙用，泻火解毒生用。中心黑者有毒，勿用。《本经》主五脏六腑寒热邪气，坚筋骨，长肌肉，倍气力，解金疮肿毒。发明甘草气薄味浓，升降阴阳，大缓诸火。生用则气平，调脾胃虚热，大泻心火，解痈肿金疮诸毒。炙之则气温，补三焦元气，治脏腑寒热，而散表邪，去咽痛，缓正气，养阴血，长肌肉，坚筋骨，能和冲脉之逆，缓带脉之急。凡心火乘脾，腹中急痛，腹皮急缩者宜倍用之。其性能缓急而又协和诸药，故热药用之缓其热，寒药用之缓其寒，寒热相兼者用之得其平……惟土实胀满者禁用，而脾虚胀满者必用，盖脾温则健运也。世俗不辨虚实，一见胀满便禁甘草，何

不思之甚耶。(《本经逢原》卷一《山草部》)

　　大枣，甘平无毒，入药取大红枣擘去核用。多食令齿生䘌。《本经》主心腹邪气，亦是和营卫邪之义。平胃气者，以其甘温健运善平胃中敦阜之气也。《素问》以枣为脾家之果。故《本经》又主身中不足，大惊，四肢重，用此补益脾津而神气自宁，肢体自捷矣。古方中用大枣皆是红枣，取生能散表也。入补脾药，宜用南枣，取甘能益津也。其黑枣助湿中火，损齿生虫，入药非宜。生枣多食令人热渴气胀，瘦人多火者弥不可食。(《本经逢原》卷三《果部》)

第二节　小建中汤

一、原文及解析

　　【原文】伤寒二三日，心中悸而烦者，小建中汤主之。呕家不可用建中汤，以甜故也。(102)

　　小建中汤

　　桂枝三两　芍药六两，酒洗　甘草二两，炙　生姜三两，切　大枣十二枚，擘　胶饴一升

　　上六味，以水七升，煮取三升，去滓，内胶饴，更上微火消解，温服一升，日三服。

　　【解析】阳气内虚而心悸，阴气内虚而心烦，将来邪与虚搏，必致危困，急用建中养正祛邪，庶免内入之患。又虑心悸为水饮停蓄，烦为心虚不宁，故复以呕证之。盖呕为湿热在膈上，故禁甜味恋膈耳。小建中本桂枝汤风伤卫药也，中间但加饴倍芍以缓其脾，使脾胃行其津液，则营卫自和，即命之曰建中，其旨微矣。(《伤寒缵论》卷上《太阳上篇》)

二、方药应用心得

　　桂枝汤方中芍药、桂枝等分，用芍药佐桂枝以治卫气。小建中方中加倍芍药，用桂枝佐芍药以治荣气，更加胶饴以缓其脾，故名之曰建中，则其功用大有不同耳。(《伤寒缵论》卷下《正方》)

桂枝汤加黄芪钱半，胶饴一合。《千金》多人参二钱。桂枝汤和营表药，倍芍药加胶饴，便能建立中气，以芍药之酸，敛护营血，胶饴之甘，培养中土，更加黄芪以实卫气，营卫脏腑俱和，而受益多矣。《千金》于小建中方加入当归，名曰内补建中，其调和中外之力可知。(《张氏医通》卷十六《祖方》)

同感客邪，只传经络，不传胃府，便无禁食之例。观仲景桂枝汤后云，啜热稀粥以助药力，于此可见，不当概为禁止也。非特桂枝汤用热稀粥以助药力也，即寒伤营之尺中微弱者，用小建中，取胶饴之稼穑作甘，引桂枝之辛温，留恋中焦，以助胃祛邪，即是热稀粥之变法，且酿去渣滓，无质滞着，则不助邪热，故寒伤营亦得用之。较热稀粥之法，更进一层矣，此腹痛者，由中气虚，脾土不能升运阴阳，致二气乖离，肝木乘克而作痛，故用是汤，补中柔木，通行阴阳也，小建中汤主之。仲景凡治腹痛，多用芍药，以其能收阴气之散也，以其能除血痹之痛也，以其能缓中而止急痛也。(《张氏医通》卷九《杂门》)

胶饴，即饧糖，温，无毒。白色者良。发明饧糖甘温入脾经气分，润肺气，止暴嗽，补虚冷，益津气，除唾血，仲景建中汤用治腹痛，取稼穑之甘以缓之也。治伤寒肾虚，尺脉不至，是实土以堤水，非伐肾也。而中满吐逆疳病，皆不可食，以其生痰助火最甚也。丹溪云：大发湿中之热，小儿多食，损齿生虫，熬焦酒服，能消食积，下瘀血，解附子、乌头毒。拌轻粉熬焦为丸，嚼化，疗咸哮喘嗽，大吐稠痰即愈。(《本经逢原》卷三《谷部》)

三、 医案

又治宋襄女，素常多郁干咳，春间感冒风邪，而咳逆愈甚，以小建中汤用蜜煎生姜，加蜜煎橘皮，外邪即解而咳不止，次以逍遥散，仍用蜜煎姜橘，更与异功散，用蜜制白术、姜、橘而安。(《伤寒绪论》卷下)

石顽治玉峰陆去非继室，嘉平患恶寒，周身骨节皆疼，饮食不入者已三日，而恶寒未止，全不发热。诊其六脉，悉紧而细，询之平日起居，饮食绝少，虽暑月不离复衣，知其素禀虚寒而不能发热，洵为太阳寒伤营证无疑。但从来极虚感寒。无正发汗之理，乃以黄芪建中制生附汁于芪内，以助卫气。一服肢体即温，但背犹畏寒不止。更与补中益气，十全大补，并加熟附而安。(《伤寒绪论》卷下)

第三节 桂枝加葛根汤

一、原文及解析

【原文】太阳病，项背强几几，反汗出恶风者，桂枝加葛根汤主之。(14)

桂枝加葛根汤

桂枝二两 芍药二两，酒洗 甘草二两，炙 生姜三两，切 大枣十二枚，擘 葛根四两

上六味，以水一斗，先煮葛根减二升，去上沫，内诸药，煮取三升，去滓，温服一升，覆取微似汗。

【解析】仲景以所显证全似太阳，其间略兼项背强几几为阳明之候，未至两经各半，故不用合病二字。然虽不名合病，其实乃合病之初证也。几几，颈不舒也，项属太阳而颈属阳明，二经合病，则颈项皆不和矣，太阳风伤卫证中，才见阳明一证，即于桂枝汤中加葛根一药。

二、方药应用心得

葛根，甘平，无毒，色白者良，入阳明，表药生用，胃热烦渴，煨熟用。《本经》主消渴、身大热、呕吐、诸痹，起阳气，解诸毒。发明：葛根性升属阳，能鼓舞胃中清阳之气，故《本经》主消渴、身热、呕吐，使胃气敷布，诸痹自开。其言起阳气、解诸毒者，胃气升发，诸邪毒自不能留而解散矣。葛根乃阳明经之专药，治头额痛，眉棱骨痛，天行热气呕逆，发散解肌，开胃止渴，宣斑发痘。若太阳经初病头脑痛而不渴者，邪尚未入阳明不可使用，恐引邪内入也。仲景治太阳、阳明合病，自利反不利，但呕者俱用葛

根汤。太阳病下之遂利不止，喘汗脉促者，葛根黄芩黄连汤，此皆随二经表里寒热轻重而为处方。按证施治，靡不应手神效。又葛根葱白汤为阳明头痛仙药。斑疹已见点不可用葛根、升麻，恐表虚反增斑烂也；又葛根轻浮，生用则升阳生津，熟用则鼓舞胃气，故治胃虚作渴，七味白术散用之。（《本经逢原》卷二《蔓草部》）

第四节　桂枝加桂汤

原文及解析

【原文】烧针令其汗，针处被寒，核起而赤者，必发奔豚，气从少腹上冲心者，灸其核上各一壮，与桂枝加桂汤，更加桂二两（117）

桂枝加桂汤

桂枝五两　芍药三两，酒洗　甘草二两，炙　生姜三两，切　大枣十二枚，擘

上五味，以水七升，微火煮取三升，适寒温，服一升，若一服汗出病瘥，停后服。

【解析】奔豚者，肾邪也。北方肾邪，惟桂能伐，所以用桂三倍加入桂枝汤中，以外解风邪，内泄阴气也。烧针发汗，则损阴血，惊动心气，心气因惊而虚，则触动肾气，发为奔豚，先灸核上以散寒，次与桂枝加桂汤，以泄奔豚之气，所加之桂，当用肉桂为是。（《伤寒缵论》卷上《太阳下篇》）

第五节　桂枝加芍药汤

原文及解析

【原文】本太阳病，医反下之，因而腹满时痛者，属太阴也。桂枝加芍药汤主之。（279 上）

桂枝加芍药汤

桂枝三两　芍药六两，酒洗　甘草二两，炙　生姜三两，切

大枣十二枚，擘

上五味，以水七升，微火煮取三升，去滓，适寒温，服一升。

【解析】太阳之误下，其病皆在胸胁以上，阳邪伤阳分也。此因误下而腹满时痛，无胸胁等证，则其邪已入阴位，所以属太阴也。腹满者，太阴里气不和也；时痛者，有时而痛，非大实大满之痛也，故仍用桂枝解肌之法，以升举阳邪，但倍白芍药以收太阴之逆气，本方不增一药，斯为神耳。(《伤寒缵论》卷上《太阴篇》)

第六节　桂枝加大黄汤

一、 原文及解析

【原文】大实痛者，桂枝加大黄汤主之。(279 下)

桂枝加大黄汤

桂枝三两　芍药三两，酒洗　甘草二两，炙　生姜三两，切

大枣十二枚，擘　大黄一两

上六味，以水七升，煮取三升，去滓，温服一升，日三服。

【解析】大实痛，则非有时而痛者可例矣。故前方但倍芍药，而此则加大黄。加大黄者，取其苦寒能荡实热也。以其大实大满，宜从急下，然阳分之邪初陷太阴，未可峻攻，但于桂枝汤中少加大黄，七表三里以分杀其邪可也。(《伤寒缵论》卷上《太阴篇》)

二、 方药应用心得

桂枝汤加大黄一钱。桂枝汤表药也，以其误下，引邪内贼而腹痛，浑是表邪在内不解之故，故仍用桂枝汤，略加大黄，因势利导，病既变，则药亦不得不随之而变也。(《张氏医通》卷十六《祖方》)

第七节　桂枝加厚朴杏子汤

一、原文及解析

【原文】太阳病，下之微喘者，表未解故也。桂枝加厚朴杏仁汤主之。(18)

喘家作，桂枝汤加厚朴杏子仁。(43)

桂枝加厚朴杏仁汤

桂枝三两　芍药三两，酒洗　甘草二两，炙　生姜三两，切　大枣十二枚，擘　厚朴二两，炙　杏仁五十个，去皮尖

上七味，以水七升，微火煮取三升，去滓，适寒温，服一升，若一服汗出病瘥，停后服。

【解析】表邪因误下上逆，而见微喘，故仍用桂枝解表，加厚朴杏仁以下其气。若下利不止，而加上气喘急者，乃是上争下夺，倾危之象，非桂枝所宜也。

寒伤营则喘，风伤卫则咳，此本风伤卫证，因误下而引风邪入犯营分，故微喘也。其寒伤营无汗证，亦有咳者，乃发热引饮水蓄之故，否则营卫俱伤之证耳。(《伤寒缵论》卷上《太阳下篇》)

二、方药应用心得

太阳病误下，微喘，脉促，宜用此汤。若阳明病误下，微喘，膈不快者，又属小陷胸证矣。(《伤寒缵论》卷下《正方》)

厚朴，苦、辛，温，小毒。紫厚者佳，姜汁炒用。忌黑豆，宜用滚水泡数次，切之不可久浸，气瀹有伤脾气。《本经》主中风伤寒，头痛寒热，惊悸逆气，血痹死肌，去三虫。厚朴苦温，先升后降，为阴中之阳药，故能破血中气滞。《本经》中风伤寒头痛寒热者，风寒外伤于阳分也。其治惊悸逆气，血痹死肌者，寒湿入伤于腠理也。湿热内着于肠胃而生三虫，此药辛能散结，苦能燥湿，温能祛虫，故悉主之，消风散用之，深得《本经》之义。今世但知厚朴为温中散滞之药。而治肠胃湿满寒胀，温中下

气，消痰止吐，平胃散用以治腹胀者，味辛能散滞气也。若气实人误服参、芪，胀闷作喘，宜此泻之。与枳实、大黄同用能泻实满，所谓消痰下气也。与苓、术、橘皮同用能泻湿满，所谓温中益气也。然行气峻猛，虚者勿服。气温即止，不可久服。(《本经逢原》卷三《乔木部》)

杏仁，苦辛甘温，小毒。汤泡去皮尖，研如泥用，两仁者有毒伤人。凡果花六出者必双仁，得纯阴之气也。《本经》主咳逆上气，雷鸣喉痹，下气产乳，金疮寒心奔豚。发明：杏仁入手太阴经，辛能横行而散，苦能直行而降。遂为散血降气，定喘泄泻，散结温燥，除肺中风热咳嗽，总不出《本经》主治也。《千金》以童便浸七日研如泥，治咳嗽寒热。仲景麻黄汤用杏仁者，为其利气泻肺解肌也；至于陷胸、麻仁等圆，皆熬黑，研腻如油，则知此物之性，愈熬黑愈润下矣。入肺寒喘逆发散药，连皮用之。又能治疮杀虫，用其毒也。《本经》治金疮寒心者，伤处风藉内入胞络，而心下恶寒，用以涂封疮口，拨散风热之邪也。言治奔豚者，辛能散结，温能下气也。元素言，润大肠气秘之，才言解邪毒。《别录》言：杀狗毒，炒香消狗肉及索粉积，故六神曲用之。扁鹊云：杏仁不宜久服，令人面目须发落，耗气之验也。今人以之混治阴虚喘嗽，转耗胸中大气，为患不浅。亡血家尤为切禁，以其味辛、性温大能破血也。双仁者捣烂，以车脂调涂，针断入肉，及箭镝在咽膈诸隐处，敷之即出。巴旦杏仁则甘平无毒，能止咳下气，消心腹逆闷。杏实味酸，伤人筋骨，生者尤甚。(《本经逢原》卷三《果部》)

第八节 桂枝新加汤

一、 原文及解析

【原文】发汗后，身疼痛，脉沉迟者，桂枝加芍药生姜各一两人参三两新加汤主之。(62)

新加汤

桂枝三两　芍药四两，酒洗　甘草二两，炙　生姜四两，切
大枣十二枚，擘　人参三两

上六味，以水七升，微火煮取三升，去滓，适寒温，服一升。
此因发汗后津液骤伤，非其阳素亏之比，故宜和荣药中加人参以助
津气也。

【解析】此本桂枝证误用麻黄，反伤营血，阳气暴虚，故脉反
沉迟而身痛也。此脉沉迟与尺迟大异，尺迟乃元气素虚，此六部皆
沉迟，为发汗新虚，故仍用桂枝和营，加芍药收阴，生姜散邪，人
参辅正，名曰新加汤，明非桂枝旧法也。（《伤寒缵论》卷上《太阳
下篇》）

二、方药应用心得

人参，甘苦微温，无毒。产高丽者良，反藜芦，畏卤盐，阴虚火
炎，咳嗽喘逆者，青盐制之。《本经》补五脏，安精神，定魂魄，止
惊悸，除邪气，明目开心益智，久服轻身延年。发明：人参甘温，气
薄味浓，阳中微阴，能补肺中元气，肺气旺，四脏之气皆旺，精自生
而形自盛，肺主诸气故也。古人血脱益气，盖血不自生，须得补阳气
之药乃生，阳生则阴长，血乃旺耳。若单用补血药，血无由而生也。
《素问》言：无阳则阴无以生，无阴则阳无以化。故补气必用人参，
补血须兼用之。仲景言病患汗后，身热亡血，脉沉迟，下利，身凉，
脉微血虚，并加人参。盖有形之血，未能即生，希微之气，所当急
固，无形生有形也。丹溪言：虚火可补，参、芪之属；实火可泻，
芩、连之属。后世不察，概谓人参补火，谬矣。夫火与元气势不两
立，正气胜则邪气退。人参既补元气又补邪火，是反复之小人矣，又
何与甘草、茯苓、白术为四君子耶。凡人面白、面黄、面青黧悴者，
皆脾肺肾气不足，可用也。面赤、面黑者，气壮神强，不可用也。脉
浮而芤濡虚大，迟缓无力，沉而迟涩，弦细微弱，结代或右手关部无
力，皆可用也。若弦强紧实，滑数洪盛，长大有力，或右手独见脉
实，皆火郁内实，不可用也。

洁古谓喘嗽勿用者，痰实气壅之喘也；若肾虚气短喘促者，必用也。仲景谓肺寒而嗽勿用者，寒束热邪壅滞在肺之嗽也。若自汗恶寒而嗽者，必用也。东垣谓久病郁热在肺勿用者，乃火郁于内，宜发不宜补也。若肺虚火旺气短自汗者，必用也。丹溪言诸痛不可骤用者，乃邪气方锐，宜散不宜补也。若里虚吐利，及久病胃弱虚痛喜按者，必用也。节斋谓阴虚火旺吐血勿用者，乃血虚火亢，能食脉强，服人参则阳愈旺，阴愈消，未有不引血大脱也。若自汗气短，肢寒脉虚者，必用也。古今治劳，莫过于葛可久，其独参汤、保真汤未尝废人参而不用。惟麻疹初发，身发热而斑点未形，伤寒始作，证未定而热邪方炽，不可用耳。喻嘉言曰：伤寒有宜用人参入药者，发汗时元气大旺，外邪乘势而出。若元气素弱之人，药虽外行，气从中馁，轻者半出不出，留连致困，重者随元气缩入，发热无休，所以虚弱之人必用。人参入表药中，使药得力，一涌而出，全非补养之意。即和解药中，有人参之大力居间，外邪遇正，自不争而退舍，亦非偏补一边之意。而不知者，谓伤寒无补，邪得补弥炽，断不敢用。而市井愚夫乃交口劝病患不宜服参，医者又避嫌远谤，一切可生之机悉置之不理，殊失《本经》除邪气之旨矣。古今诸方表汗用参苏饮、败毒散，和解用小柴胡，解热用白虎加人参汤、竹叶石膏汤，攻下用黄龙汤，领人参深入驱邪，即热退神清。从仲景至今，明贤方书无不用人参，何为今日医家屏绝不用，以阿谀求容，全失一脉相传宗旨。殊不知误用人参杀人者，皆是与黄芪、白术、干姜、当归、肉桂、附子同行温补之误所致；不与羌、独、柴、前、芎、半、枳、桔等同行汗和之法所致也。安得视人参为砒鸩刀刃，固执不用耶。又痘疹不宜轻用人参者，青干紫黑陷，血热毒盛也。若气虚顶陷，色白皮薄，泄泻浆清，必用也。故《博爱心鉴》治痘以保元汤为要药。人参得升麻，补上焦之气，泻中州之火。得茯苓，补下焦之气，泻肾中之火。东垣交泰丸用人参、皂荚，是恶而不恶也。治月闭用四物加人参、五灵脂，是畏而不畏也。痰在胸膈，以人参、藜芦同用，而取涌越，是激其怒性也。惟右手独见脉实者，为肺经本有火故不宜用。若右手虚大而嗽者，虽有火邪，此为虚火上炎，肾水不足，乃刑金之火，非肺金之火，正当以人参救肺，但须多用方始得力，若少用必增胀满。《本经》言：安五脏，定魂魄，止惊悸，明目开心益智者，以脏气安和，心神宁定，当无惊悸昏昧之虑矣。其除邪气者，以甘温之力协诸表药，助胃祛邪，譬诸坐有君子，则小人无容身之地矣。缪子《经疏》云：人参论其功能之广，如《本经》所说，信非虚语，第其性亦有所不宜，世之录其长者，或遗其短，摘其瑕者，并弃其瑜，是以或当用而后时，或非宜而罔投，或蒙其利反见其害，二者之误，其失则一，使良药不见信于世。粗工互腾其口说，岂知人参本补五脏真阳之气者也。若夫虚羸尪怯，劳役饥饱所伤，努力失血以致阳气短乏，陷入阴分，发热倦怠，四肢无力。或中暑伤气，气无以动。或呕吐泄泻，霍乱转筋，胃弱不食，脾虚不磨。或真阳衰少，肾气乏绝，阳道不举。或中风失音，产后气喘，小儿慢惊，痘后气虚，溃疡长肉等证，投之靡不立效。惟不利于肺家有热，咳嗽吐痰，吐血衄血，骨蒸劳瘵，阴虚火动之候。盖肺者，清肃之脏，真气无亏，则宁谧清净，以受生气之熏蒸，而朝百脉，苟纵恣情欲，亏损真阴，火空则发。热起于下，火烁乎上，则肺先受之，火乃肺之贼邪，邪气胜则实，实则肺热郁结，为痰嗽痒，而血热妄行，溢出上窍。王好古所谓肺热还伤肺是也，若误投之，鲜克免者，此皆实实之误，于人参何咎哉！产山西太行山者，名上党人参，虽无甘温峻补之功，却有甘平清肺之力，亦不似沙参之性寒专泄肺气也。(《本经逢原》卷二《山草部》)

第九节　桂枝去芍药汤

原文及解析

【原文】太阳病下之后，脉促胸满者，桂枝去芍药汤主之。(21)

桂枝去芍药汤

桂枝三两　甘草二两，炙　生姜三两　大枣十二枚，擘上四味，以水七升，微火煮取三升，去滓，适寒温，服一升。

【解析】误下脉促胸满，无下利不止、汗出等证，但满而不痛，未成结胸，故仍用桂枝散邪，去芍药者，恐其复领阳邪下入腹中也。（《伤寒缵论》卷上《太阳下篇》）

第十节　桂枝去芍药加附子汤

原文及解析

【原文】若微恶寒者，去芍药方中加附子汤主之。(22)

桂枝去芍药加附子汤

桂枝三两　甘草二两，炙　生姜三两，切　大枣十二枚，擘　附子一枚，炮去皮，破八片

上五味，以水七升，微火煮取三升，去滓，适寒温，服一升，若一服恶寒止，停后服。

【解析】脉促虽表邪未尽，然胸但满而不结，则以误下而损其胸中之阳也，加以微恶寒，则并肾中之真阳亦损，而浊阴用事矣。故去芍药之阴，加附子以回阳也。设微见汗出恶寒，则阳虚已著，非阳邪上盛之比。是虽不言汗出，然由微恶寒，合上条胸满观之，则必有汗出，暗伏亡阳之机，故于去芍药方中加附子，庶免阳脱之变，可见阳虚则恶寒矣。又可见汗不出之恶寒，即非阳虚矣。至若桂枝证误下，遂利不止，喘而汗出，不恶寒者，则又邪并阳明之腑矣。（《伤寒缵论》卷上《太阳下篇》）

第十一节　桂枝加附子汤

一、原文及解析

【原文】太阳病，发汗，遂漏不止，其人恶风，小便难，四肢微急，难以屈伸者，桂枝加附子汤主之。(21)

桂枝加附子汤

桂枝三两　芍药三两，酒洗　甘草二两，炙　生姜三两，切
大枣十二枚，擘　附子一枚，炮，去皮，破八片

上六味，以水七升，微火煮取三升，去滓，适寒温，服一升，
若一服汗止，停后服。

【解析】大发其汗，致阳气不能卫外，而汗漏不止，即如水流
漓之互辞也。恶风者，腠理大开，为风所袭也。小便难者，津液外
泄，而不下渗，兼卫气外脱，而膀胱之气化不行也。四肢微急，难
以屈伸者，过汗亡阳，筋脉失养，兼袭虚风而增其劲也，故加附子
于桂枝汤内，温经散寒。用桂枝汤者，和在表之营卫，加附子者，
壮在表之元阳，本非阳虚，是不用四逆也。(《伤寒缵论》卷上《太
阳下篇》)

二、方药应用心得

附子辛热，大毒。反半夏、瓜蒌、贝母、白蔹。……《本经》
主风寒咳道，邪气寒湿，痿躄拘挛，膝痛不能行步，破癥坚积聚，
血瘕金疮。发明：气味俱厚而辛烈，能通行十二经尤所至，暖脾
胃而通噎膈，补命门而救阳虚，除心腹腰膝冷通，开肢体痹湿痿
弱，疗伤寒呃逆不止，主督脉脊强而厥，救寒疝引痛欲死，敛痈
疽久溃不收及小儿脾弱慢惊，并须制熟用之。附子为阴证要药，
凡伤寒阴证厥逆直中三阴，及中寒夹阴，虽身热而脉沉细或浮虚
无力者，非此不治。或厥冷腹痛，脉沉细，甚则唇青囊缩者，急
须生附以峻温散之。《本经》治风寒咳逆，当足阴寒呃逆，亥豕
之谬。详《本经》所主诸证，皆阴寒之邪乘虚客犯所致。其主金
疮者，是伤久血虚寒不能收敛，非血出不止之金呛也。《别录》
又主腰脊风寒，脚气疼弱，心腹冷痛等病，总取温经散寒之力耳。
附子禀雄壮之质，有斩关夺将之能，能引补药行十二经，以追复
散失之元阳。引补血药入血分以培养不足之真阴。引发散药开腠
理以驱逐在表之风寒。引温暖药达下焦以祛除在里之冷湿，附子
以白术为佐，乃除寒湿之圣药，然须并用生者方得开通经络。若

气虚热甚宜少用熟附，以行参、芪之力。肥人多湿亦宜少加乌附行经。附子得干姜、炙甘草名四逆汤，主少阴经寒证。得桂枝、甘草、姜、枣名桂枝附子汤，治风湿相搏，身体疼烦不能转侧。得白术、甘草、姜、枣名术附汤，治风虚头重眩极。得麻黄、细辛名麻黄附子细辛汤，治少阴病发热、脉沉。得大黄、芩连名附子泻心汤，治心下痞而恶寒汗出。得大黄、细辛名大黄附子汤，治胁下偏痛，发热，脉弦紧。得参、术、苓、芍名附子汤，治少阴病始得之，背恶寒。得茯苓、白术、芍药、生姜名真武汤，治少阴病腹痛，小便不利，四肢疼痛自利。得干姜、葱白名白通汤，治少阴病，利下，脉微。若厥逆无脉，干呕而烦，面色赤，加葱白以通阳气，此皆得配合之神妙，能起死回生于反掌间。生熟各随本方。赵嗣真云：生附配干姜补中有发，熟附配麻黄发中有补，宜生、宜熟不出此中妙用也。至于崔氏八味丸用为少阴向导，后世认为补约，误矣。东垣治阴盛格阳，面赤目赤，烦渴引饮，脉来七八至，但按之即散者，用干姜附子汤，加人参半斤，服之得汗而愈。(《本经逢原》卷二《毒草部》)

第十二节　桂枝甘草汤

原文及解析

【原文】发汗过多，其人叉手自冒心，心下悸欲得按者，桂枝甘草汤主之。(64)

桂枝甘草汤

桂枝四两　甘草二两，炙

上二味，以水三升，煮取一升，去滓顿服。

【解析】发汗过多，误用麻黄也，误汗伤阳，胸中阳气暴虚，故叉手冒心，虚而欲得按也。本桂枝证，故仍用桂枝甘草汤。以芍药助阴，姜枣行津，汗后阳虚故去之。(《伤寒缵论》卷上《太阳下篇》)

第十三节　桂枝甘草龙骨牡蛎汤

一、原文及解析

【原文】火逆下之，因烧针烦躁者，桂枝甘草龙骨牡蛎汤主之。(118)

桂枝甘草龙骨牡蛎汤

桂枝一两　甘草二两　龙骨二两，熬，水飞　牡蛎二两，熬

上为末，以水五升，煮取二升半，去滓，温服八合，日三服。

【解析】此证误而又误。虽无惊狂等证，然烦躁则外邪未尽之候，亦真阳欲亡之机，故用桂枝以解其外，龙骨、牡蛎以安其内，不用蜀漆者，阴中火邪至于逆乱，无取急迫以滋扰害也。(《伤寒缵论》卷上《太阳下篇》)

二、方药应用心得

龙骨，甘平无毒。黏舌色白者良。赤，水飞用。飞之不细，黏着肠胃，令人寒热。《本经》主心腹鬼疰，精物老魅，咳逆泄痢脓血，女子漏下，癥瘕坚结，小儿热气惊痫。发明：涩可以去脱，龙骨入肝敛魂，收敛浮越之气。《本经》主心腹鬼疰，精魅诸疾，以其神灵能辟恶气也。其治咳逆泄痢脓血，女子漏下，取涩以固上下气血也。其性虽涩而能入肝破结，癥瘕坚结皆肝经之血积也。小儿热气惊痫亦肝经之病，得牛黄以协济之，其祛邪伐肝之力尤捷。许洪云：牛黄恶龙骨，而龙骨得牛黄更良，有以制伏之也。其性收阳中之阴，专走足厥阴经，兼入手足少阴。治夜梦鬼交，多梦纷纭，多寐泄精，衄血吐血，胎漏肠风，益肾镇心，为收敛精气要药。有客邪则兼表药用之。故仲景治太阳证，火劫亡阳惊狂，有救逆汤火逆下之。因烧针烦躁，有桂枝甘草龙骨牡蛎汤。少阳病误下惊烦，有柴胡龙骨牡蛎汤。《金匮》治虚劳失精，有桂枝加龙骨牡蛎汤。《千金方》同远志酒服，治健忘心忡。以二味蜜丸朱砂为衣，治劳心梦泄。《梅师》用桑螵蛸为末，盐汤服二钱治遗尿淋沥。又主带

脉为病，故崩带不止，腹满，腰溶溶若坐水中。止涩药中加用之，止阴疟，收湿气，治休息痢、久痢脱肛，生肌敛疮皆用之。但收涩太过，非久痢虚脱者切勿妄投。火盛失精者误用，多致溺赤涩痛，精愈不能收摄矣。(《本经逢原》)

　　牡蛎，咸平微寒，无毒。煅赤用，左顾者良。《本经》主伤寒寒热，温疟洒洒，惊恚怒气，除拘缓，鼠瘘，女子带下赤白。发明：牡蛎入足少阴，为软坚之剂。以柴胡引之去胁下痛。以茶引之消项上结核。以大黄引之消股间肿。以地黄引之益精收涩，止小便。肾经血分药也。《本经》治伤寒寒热，温疟洒洒，是指伤寒发汗后寒热不止而言，非正发汗药也。仲景少阳病犯本，有柴胡龙骨牡蛎汤。《金匮》百合病变渴有栝楼牡蛎散，用牡蛎以散内结之热，即温疟之热从内蕴。惊恚之怒气上逆，亦宜咸寒降泄为务。其拘缓鼠瘘，带下赤白，总由痰积内滞，端不出软坚散结之治耳。今人以牡蛎涩精而治房劳精滑则虑其咸降，治亢阳精伤又恐其敛涩。惟伤寒亡阳汗脱，温粉之法最妙。(《本经逢原》卷四《介部》)

第十四节　桂枝去芍药加蜀漆龙骨 牡蛎救逆汤

一、原文及解析

【原文】伤寒脉浮，医以火迫劫之，亡阳必惊狂，起卧不安者，桂枝去芍药加蜀漆龙骨牡蛎救逆汤主之。(112)

　　救逆汤

　　桂枝二两　甘草二两，炙　生姜三两，切　大枣十二枚，擘　蜀漆三两，洗去腥　白龙骨四两，熬，水飞　牡蛎五两，熬

　　上为末，以水一斗二升，先煮蜀漆，减二升，内诸药，煮取三升，去滓，温服一升。

【解析】火迫惊狂，起卧不安者，火邪干心，神明散乱也。夫神散正欲其收，何桂枝方中反去芍药，而增蜀漆、龙骨、牡蛎耶？

盖阳神散乱，当求之于阳，桂枝汤阳药也，然必去芍药之阴重，始得疾达阳位。加蜀漆之性最急者，以迅扫其阴中之邪，更加龙骨、牡蛎以镇固阴中之怯也。（《伤寒缵论》卷上《太阳下篇》）

二、 方药应用心得

蜀漆，苦辛温，有毒。《本经》主疟及咳逆，寒热腹中癥坚积聚，邪气蛊毒鬼疰。发明：蜀漆即常山之苗，故《本经》治疟及咳逆，寒热积聚蛊毒，功效与之相类。《金匮》治牝疟独寒不热者有蜀漆散，用蜀漆、云母、龙骨，醋浆水服之。温疟加蜀漆一钱，用酸浆者，取酸以收敛蜀漆之辛散也。

第十五节 当归四逆汤

一、 原文及解析

【原文】手足厥寒，脉细欲绝者，当归四逆汤主之。（351）

当归四逆汤

当归三两 桂枝三两 芍药三两，酒洗 细辛二两 甘草二两，炙 通草三两 大枣二十五枚，擘

上七味，以水八升，煮取三升，去滓，温服一升，日三服。

【解析】手足厥寒，脉细欲绝，似乎阴寒之极。盖缘阳邪流入厥阴营分，以本虚不能作热，故脉细欲绝也。此为阴郁阳邪，所以仲景处方仍用桂枝汤和其中外，加当归和厥阴之营血，通草以通太阳之本，细辛以净少阴之源，使阳邪得从外解，本非治阴寒四逆之药也。盖脉细欲绝，为阴气衰于内，不能鼓动其脉，而肌表之阳亦虚，非真阳内亏之比。（《伤寒缵论》卷上《厥阴篇》）

二、 方药应用心得

当归，甘，辛温，无毒。蜀产者力刚可攻。秦产者力柔可补。凡治本病酒制，有痰姜汁制。白者为粉归，性劣，不入补剂。《本经》主咳逆上气，温疟寒热，洗洗在皮肤中，妇人漏下，绝子，诸

恶疮疡，金疮，煮汁饮之。发明：当归气味俱厚，可升可降，入手少阴、足太阴厥阴血分，凡血受病，及诸病夜甚必须用之。《本经》主咳逆上气，温疟寒热洒洒，妇人漏下绝子，皆取辛温润血之功。产后恶血上冲，亦必用之。《别录》温中止痛。甄权治下利腹痛，女人沥血腰痛。好古治冲脉为病，逆气里急，带脉为病，腹痛腰溶溶若坐水中。其功专于破恶血，养新血，润肠胃，荣筋骨，泽皮肤，理痈疽，排脓止痛，盖血壅而不流则痛。当归甘温，能和营血，辛温能散内寒，使气血各有所归。入手少阴心，主血也；入足太阴脾，裹血也；入足厥阴肝，藏血也。身能养血，尾能行血。同人参、黄芪则补气而生血。同牵牛、大黄则行气而泻血。同桂、附、吴萸则热。同大黄、芒硝则寒。血虚以人参、赤脂为佐，血热以生地、条芩为佐。仲景治阳邪陷阴，手足厥寒，脉细欲绝，用当归四逆汤，于桂枝汤加当归、细辛、通草以通其血脉。(《本经逢原》卷二《芳草部》)

通草，平淡，无毒。发明：通草轻虚色白，专入太阴肺经。引热下降而利小便，入阳明胃经，通气上达而下乳汁。东垣言，泻肺利小便，治五淋水肿癃闭，取气寒降味淡而升。仲景当归四逆汤，用以通在里之湿热也。妊妇勿服，以其通窍也。(《本经逢原》卷二《蔓草部》)

舌全紫如煮熟者，乃热邪传入厥阴，至笃之兆，当归四逆汤。(《伤寒舌鉴》)

第十六节　当归四逆加吴茱萸生姜汤

原文及解析

【原文】若其人内有久寒者，宜当归四逆加吴茱萸生姜汤主之。(352)

当归四逆加吴茱萸生姜汤

当归三两　桂枝三两　芍药三两，酒洗　细辛二两　甘草二

两，炙　通草二两　大枣二十五枚，擘　吴茱萸二升　生姜半斤，切

上九味，以水六升，清酒六升，和煮取五升，去滓，温分五服。

【解析】故药中宜归、芍以济阴，不宜姜、附以劫其阴，即其人素有久寒者，但增吴茱萸、生姜，由是观之，则干姜、附子宁不在所禁乎？久寒者，陈久之寒，非时下直中之寒也明矣。前条下利，脉大，亦用此汤者，以下多伤阴，阴伤则阳不归附，故脉虽浮大，而证仍属血虚也。（《伤寒缵论》卷上《厥阴篇》）

第十七节　桂枝麻黄各半汤

原文及解析

【原文】太阳病，得之八九日，如疟状，发热恶寒，热多寒少，其人不呕，清便欲自可，一日二三度发，脉微缓者，为欲愈也。脉微而恶寒者，此阴阳俱虚，不可更发汗，更下，更吐也。面色反有热色者，未欲愈也，以其不能得小汗出，身必痒，宜桂枝麻黄各半汤。（23）

桂枝麻黄各半汤

桂枝一两十六铢　芍药酒洗　甘草炙　生姜切　麻黄各一两　大枣四枚，擘　杏仁二十四个，去皮尖及两仁者

上七味，以水五升，先煮麻黄一二沸，去上沫，内诸药，煮取一升八合，去滓，温服六合。

【解析】太阳病，得之八九日，如疟状，发热恶寒，热多寒少，为自初至今之证。下文乃是以后拟病防变之辞，分作三节看：其人不呕，清便欲自可，一日二三度发，脉浮缓者为欲愈，此一节乃表和无病，而脉微者，邪气微缓也，阴阳相等，脉证皆同，向安之兆，可不待汗而欲愈。若脉微而恶寒者，此阴阳俱虚，不可更汗，更下，更吐也，此一节必温之。面上反有赤色者，未欲解也，以不能得小汗出，其身必痒，桂枝麻黄各半汤。此一节必待汗而解也。

首节颇似小柴胡证，故以不呕，清便自调证之；次节虽脉微恶寒，止宜小建中加黄芪，以温分肉，司开阖，原非温经之谓；后节面色反有热色，言表邪未尽，故宜各半，不可与面合赤色比类而观也。（《伤寒缵论》卷上《太阳下篇》）

第十八节　桂枝二麻黄一汤

原文及解析

【原文】服桂枝汤大汗出，脉洪大者，与桂枝汤如前法。若形如疟，一日再发者，汗出必解，宜桂枝二麻黄一汤。（25）

桂枝二麻黄一汤

桂枝一两十六株　芍药一两六铢，酒洗　甘草一两二铢，炙　生姜一两六株，切　大枣五枚，擘　麻黄十六铢，去节　杏仁十六个，去皮尖

上七味，以水五升，先煮麻黄一二沸，去上沫，内诸药，煮取二升，去滓，温服一升，日再服。

【解析】此风多寒少之证，服桂枝汤，治风而遗其寒，汗反大出，脉反洪大，似乎风邪再袭，故重以桂枝汤探之。若果风邪之故立解矣，若形如疟，日再发，此邪未欲解，终为微寒所持，故略兼治寒而汗出必愈也。此条前半与《温热病篇》白虎证第七条"但少大烦渴"一句，盖大烦渴，明热能消水，故为伏气，非略欲饮一二口即止也。详此方与各半药品不殊，惟铢分稍异，而证治攸分，可见仲景于差多差少之间，分毫不苟也。（《伤寒缵论》卷上《太阳下篇》）

第十九节　桂枝二越婢一汤

一、原文及解析

【原文】太阳病，发热恶寒，热多寒少，脉微弱者，此无阳也，

不可复发其汗，宜桂枝二越婢一汤。(27)

桂枝二越婢一汤

桂枝 芍药酒洗 甘草炙各十八铢 生姜一两二铢 大枣四枚，擘 麻黄十八铢，去节 石膏二十四铢，碎，绵裹

上七味，㕮咀，以水五升，先煮麻黄一二沸，去上沫，内诸药，煮取二升，去滓，温服一升。

【解析】 无阳乃无津液之通称。盖津为阳，血为阴也，无阳为脾胃衰，故不可更汗，然非汗则风寒终不解，惟取桂枝之二以治风邪，越婢之一以治郁热。越婢者，石膏之辛凉以化胃之郁热，则热化津生而脾气发越，得以行其胃液也。世本作越婢，言婢为小姑，此之女婢，若此则越字何义？二字便不贯矣。今从外台方正之。(《伤寒缵论》卷上《太阳下篇》)

二、 方药应用心得

此汤与各半证治相类，方亦相类。但彼以不得小汗而面热身痒，故减小桂枝汤之制，而加麻黄杏仁，此以胃热无津而不能作汗，故减小大青龙之制去杏仁而加石膏，以杏仁下气走表，非无津者所宜，石膏辛凉化热，正胃热者所喜尔。(《伤寒缵论》卷下《正方》)

第二十节 茯苓桂枝甘草大枣汤

一、 原文及解析

【原文】 发汗后其人脐下悸者，欲作奔豚，茯苓桂枝甘草大枣汤主之。(65)

茯苓桂枝甘草大枣汤

茯苓半斤 桂枝四两 甘草二两，炙 大枣十五枚，擘

上四味，以甘澜水一斗，先煮茯苓减二升，内诸药，煮取三升，去滓，温服一升，日三服。作甘澜水法：取水二斗，置大盆内，以勺扬之，水上有珠子五六千颗相逐，取用之。

【解析】 汗后余邪，挟北方邪水为患，故取桂枝汤中之三以和

荣，五苓散中之二以利水，作甘澜水者，取其流利，不助肾邪也。

汗本心之液，发汗后脐下悸者，脾气虚而肾气发动也。明系阴邪留着，欲作奔豚之证，肾邪欲上凌心，故脐下先悸，取用茯苓桂枝直趋肾界，预伐其邪，则中宫始得宁静耳。（《伤寒缵论》卷上《太阳下篇》）

二、方药应用心得

茯苓，甘淡平无毒。入补气药，人乳润蒸入利水药，桂酒拌晒入补阴药，童便浸切。……《本经》主胸胁逆气，忧恚惊邪恐悸，心下结痛，寒热烦满，咳逆口焦，舌干，利小便，久服安魂养神，不饥延年。发明：茯苓得松之余气而成，甘淡性平，能守五脏真气；其性先升后降，入手足太阴、少阴，足太阳、阳明。开胃化痰，利水定悸，止呕逆泄泻，除湿气，散虚热，《本经》治胸胁逆气，以其降泄也。忧恚惊悸心下结痛，以其上通心气也。寒热烦满，咳逆口焦舌干，利小便，以其导热、滋干流通津液也。《本草》言其利小便，伐胃邪。东垣云：小便多者能止，涩者能通，又大便泻者可止，大便约者可通。丹溪言：阴虚者不宜用，义似相反者，何哉？盖茯苓淡渗，上行生津液，开腠理，滋水之源，而下降利小便。洁古谓其属阳，浮而升，言其性也。东垣言其阳中之阴，降而下，言其功也。《经》言，饮食入胃，游溢精气，上输于脾，脾气散精，上归于肺，通调水道，下输膀胱。则知淡渗之性，必先上升而后下降，膀胱气化而小便利矣。若肺气盛则上盛下虚，上盛则烦满喘乏，下虚则痿躄软弱而小便频。茯苓先升后降，引热下渗，故小便多者能止也。大便泻者，胃气不和，不能分利水谷，偏渗大肠而泄注也，茯苓分利阴阳则泻自止矣。大便约者以膀胱之水不行，膀胱硬满，上撑大肠，故大便不能下通也，宜茯苓先利小便，则大便随出也。至若肺虚则遗溺，心虚则少气遗溺，下焦虚则遗溺，胞遗热于膀胱则遗溺，膀胱不约为遗溺，厥阴病则遗溺，皆虚热也。必上热下寒，当用升阳之药，非茯苓辈淡渗所宜，故阴虚不宜用也。（《本经逢原》卷三《寓木部》）

古人服药必择水火，故凡汤液多用新汲井华水，取天真之气浮于水面也。宜文火煎成，候温暖缓服之。《金匮》云：凡煮药饮汁以解毒者，虽云救急，不可热饮，诸毒病得热更甚，宜冷冻饮料之。此言治热解毒及辛热药味，当确遵此例。一切调补药，即宜温饮。苦寒祛火药，则宜热饮，热因寒用之法也。仲景煎实脾药，作甘澜水扬之万遍，取其流利不助肾邪也。杓扬百遍名百劳水，取其激扬以除陈积也。成无己曰：仲景治伤寒瘀热在里身黄，麻黄连翘赤小豆汤，煎用潦水，取其味薄不助湿热也。以新汲水煮沸如麻，名麻沸汤，取其轻浮以散结热也。以水空煎候熟极煮药，名清浆水，取其下趋不至上涌也。服涌吐药用齑水，取其味浊引疾上窜，以吐诸痰饮宿食，酸苦涌泄为阴也。煎荡涤邪秽药，用东流水，《本经》云：东流水为云母石所畏，炼云母用之。煎利水药，用急流水，取性走也。煎水逆呕吐药，用逆流水，取其上涌痰涎也。煎阳盛阴虚目不得瞑药，用千里流水，取其性之疾泻也。煎中暑神昏药，及食枫树菌笑不止，用地浆水（急掘墙阴地作坎置水，搅澄者是也。）取救垂绝之阴也。煎中暑亡汗药，及霍乱泄利不止，用酸浆水（糯米酿成点乳饼者，或水磨作内点真粉之酸水亦可）。取收欲脱之阳也。（《本经逢原》卷一《水部》）

第二十一节　茯苓桂枝白术甘草汤

原文及解析

【原文】伤寒若吐若下后，心下逆满，气上冲胸，起则头眩，脉沉紧，发汗则动经，身为振振摇者，茯苓桂枝白术甘草汤主之。(67)

茯苓桂枝白术甘草汤

茯苓四两　桂枝三两　白术二两　甘草二两，炙

上四味，以水六升，煮取三升，去滓，分温三服。

【解析】此小青龙证误施吐下而成也。心下逆满，气上冲胸，风邪搏饮壅寒于膈，所以起则头眩，因吐下后邪气乘虚入内，运动其饮也。脉见沉紧，明系寒邪留结于中，若但发汗以强解其外，外虽解而津液尽竭，反足伤动经脉，有身为振摇之患矣。遇此等证，必兼涤饮散邪，乃克有济，小青龙本证，全是此意。但始病重在风寒两受，不得不重在表，此吐下后复汗，外邪已散，止存饮中之邪，故以桂枝加入制饮药内，使饮中之邪尽散，津液得以四布而滋养其经脉也。至若吐下后重发汗太过亡阳厥逆烦躁，或仍发热心悸，头眩身瞤动，振振欲擗地者，又属真武汤证，非此汤可能治也。（《伤寒缵论》卷上《太阳下篇》）

白术，一名山姜，甘温，无毒。……入诸补气药，饭上蒸数次用。入肺胃久嗽药，蜜水拌蒸。入脾胃痰湿药，姜汁拌晒。入健脾药，土炒。入泻痢虚脱药，炒存性用。入风痹痰湿利水破血药，俱生用。然非於潜产者，不可生用也。《本经》主风寒湿痹，死肌痉疸，止汗除热，消食作煎饵。久服轻身延年，不饥。发明：白术甘温味浓，阳中之阴，可升可降，入脾胃二经。生用则有除湿益燥、消痰利水，治风寒湿痹死肌痉疸，散腰脐间血及冲脉为病，逆气里急之功。制熟则有和中补气，止渴生津，止汗除热，进饮食，安胎之效。《本经》主风寒湿痹，死肌痉疸者，正以风、寒、湿三者合而成痹，痹者，拘挛而痛是也。《经》曰：地之湿气感则害人皮筋骨。死肌者，湿毒侵肌肉也。痉者，风寒乘虚客于肝肺肾经所致也。疸者，脾胃虚而湿热瘀滞也。如上诸证，莫不由风、寒、湿而成，术有除此三者之功，故能祛其所致之疾也。止汗除湿进食者，湿热盛则自汗，湿邪客则发热，湿去则脾胃燥，燥则食自消、汗自止、热自除矣。又主大风在身，而风眩头痛，目泪出，消痰水，逐皮肤间风水结肿，除心下急满及霍乱吐下不止，利腰脐间血，益津暖胃，消谷嗜食，得参、苓大补中气，得枳、橘健运饮食。《本经》言：消食作煎饵，留其滓以健运脾气，食自化矣。仲景五苓散，祖《素问》泽术麋衔汤并用生者，但彼兼麋衔以统血，则汗自止；此兼桂枝以通津，则渴自除。洁古枳术丸，祖《金匮》枳实汤，彼用生者以健胃，则逆满自愈。此用熟者以助脾，则饮食自强，且以荷叶裹饭为丸，取清震之气，以鼓克运之力也。盖白术得中宫冲和之气，补脾胃药以之为君，脾土旺则清气升而精微上，浊气降而糟粕输。仲淳有云：白术禀纯阳之土气，除邪之功胜，而益阴之效亏。故病属阴虚血少，精不足，内热骨蒸，口干唇燥，咳嗽吐痰，吐血鼻衄齿衄，便闭滞下者，法咸忌之。术燥肾而闭气，肝肾有动气者勿服。刘涓子云：痈疽忌白术，以其燥肾而闭气，故反生脓作痛也。凡脏皆属阴，世人但知白术能健脾，宁知脾虚而无湿邪者用之，反燥脾家津液，是损脾阴也，何补之有，此最易误，故特表而出之。（《本经逢原》卷一《山草部》）

桂枝汤去芍药、姜、枣，加茯苓二钱，白术一钱。此仅用桂枝汤之半，以流动中外之支满，兼四君子之半，以运行在里之痰气也。（《张氏医通》卷十六《正方》）

第二十二节　桂枝去桂加茯苓白术汤

原文及解析

【原文】服桂枝汤或下之，仍头项强痛，翕翕发热，无汗，心下满微痛，小便不利者，桂枝去桂加茯苓白术汤主之。（28）

桂枝去桂加茯苓白术汤

芍药三两，酒洗　甘草二两，炙　生姜三两，切　大枣十二枚，擘　茯苓三两　白术三两

上六味，以水七升，微火煮取三升，去滓，适寒温，服一升。

【解析】治风而遗其寒，所以不解而证变，则在表之风寒未除，而在里之水饮上逆，故变五苓而用白术、茯苓为主治。去桂枝者，已误不可复用也。张卿子曰：逐饮何不用橘皮、半夏，可见此停饮以胃虚，故无汗耳。此条颇似结胸，所以辨为太阳表证尚在，全重在翕翕发热上。（《伤寒缵论》卷上《太阳下篇》）

第二十三节　茯苓甘草汤

一、原文及解析

【原文】伤寒，汗出而渴者，五苓散主之。不渴者，茯苓甘草汤主之。(73)

茯苓甘草汤

桂枝二两　茯苓二两　甘草一两，炙　生姜三两，切

上四味，以水四升，煮取二升，去滓，温分三服。

【解析】汗出而渴者用五苓散，以邪气犯本，必小便不利也。若汗出不渴，而小便虽不利，知邪热骎骎欲犯膀胱，而犹未全犯本也。故用桂枝汤中之三，五苓散中之一，少示三表一里之意为合剂耳。(《伤寒缵论》卷上《太阳中篇》)

【原文】太阳病，小便利者，以饮水多，必心下悸。小便少者，必苦里急也。(127)

【解析】小便利者，以饮水过多，水与邪争，必心下悸也。小便少者，必苦里急，明是邪热足以消水，故指为里证已急也。观上条不渴者，茯苓甘草汤主之，治法具矣。(《伤寒缵论》卷上《太阳中篇》)

【原文】伤寒，厥而心下悸者，宜先治水，当与茯苓甘草汤，却治其厥。不尔，水渍入胃，必作利也。(356)

【解析】伤寒，厥而心下悸，以邪热内深，饮水过多，水气乘心所致也。水者，心火所畏，故乘之则动悸不宁。饮之为患，甚于他邪，所以乘其未渍入胃，先用茯苓甘草汤以清下利之源，后乃治厥，庶不致厥与利相因耳。(《伤寒缵论》卷上《厥阴篇》)

二、方药应用心得

治风邪入犯膀胱气分，小便不利，桂枝汤去芍药、大枣，加茯苓二钱。

麻黄汤类

第一节　麻黄汤

一、原文及解析

【原文】太阳病，头痛发热，身疼腰痛，骨节疼痛，恶风，无汗而喘者，麻黄汤主之。(35)

麻黄汤

麻黄三两，去节　桂枝三两　甘草一两，炙　杏仁七十个，去皮尖

上四味，以水九升，先煮麻黄减二升，去上沫，内诸药，煮取二升半，去滓，温服八合，覆取微似汗，不须啜粥，余如桂枝法将息。

【解析】人身之阳，既不得宣越于外，则必壅塞于内，故令作喘。寒气刚劲，故令脉紧耳，汗者血之液，血为营，营强则腠理闭密，虽热汗不出，故以麻黄汤重剂发之，《内经》所谓"因于寒，体若燔炭，汗出而散"是也。(《伤寒缵论》卷上《太阳上篇》)

【原文】脉浮者，病在表，可发汗，宜麻黄汤。(51)

脉浮而数者，可发汗，宜麻黄汤。(52)

【解析】脉浮而紧，当用麻黄，若浮而不紧，虽有似乎中风，然有汗无汗迥异，故不复言病证耳。至于浮数，其邪变热已极，并宜麻黄发汗无疑也。(《伤寒缵论》卷上《太阳上篇》)

【原文】太阳病，脉浮紧，无汗发热，身疼痛，八九日不解，表证仍在，此当发其汗，麻黄汤主之。服药已微除，其人发烦目

瞑，剧者必衄，衄乃解，所以然者，阳气重故也。(46)

【解析】服药已微除，复发烦者，余邪未尽也。目瞑烦剧者，热盛于经，故迫血妄行而为衄，衄则余热随血而解也。以汗后复衄，故为阳气重也。或言汗后复衄，而热邪仍未尽，重以麻黄汤散其未尽之邪，非也。若果邪热不尽，则"衄乃解"三字从何着落？八九日不解，则热邪伤血已甚，虽急夺其汗，而营分之热不能尽除，故必致衄，然后得以尽其余热也。将衄何以目瞑，以火邪载血而上，故知必衄乃解。《内经》曰："阳络伤则血外溢，血外溢则衄。"又云："阳气盛则目瞋，阴气盛则目瞑"，以阳邪并于阴，故为阴盛也。(《伤寒缵论》卷上《太阳上篇》)

衄者，血从经络中渗出而行于清道也。伤寒衄血，责热在表，有麻黄、越婢等法。杂病衄血，责热在里，经络热甚，阳气壅重，迫血妄行而出于鼻。(《张氏医通》卷五《诸血门·衄血》)

【原文】太阳病，脉浮紧，发热，身无汗，自衄者愈。(47)

【解析】衄血成流则邪热随血而散，夺血则无汗也。设不自衄，当以麻黄汤发之，发之而邪解，则不衄矣。发之而余邪未尽，必仍衄而解。(《伤寒缵论》卷上《太阳上篇》)

【原文】伤寒，脉浮紧，不发汗，因致衄者，麻黄汤主之。(55)

【解析】脉浮紧，当以汗解，失汗则邪郁于经不散而致衄，衄必点滴不成流，此邪热不得大泄，病必不解，急宜麻黄汤汗之，夺汗则无血也。仲景云：衄家不可发汗，亡血家不可发汗，以久衄亡血已多，故不可发汗，复夺其血也。此因当汗不汗，热毒蕴结而成衄，故宜发其汗，则热得泄而衄自止矣。(《伤寒缵论》卷上《太阳上篇》)

【原文】太阳与阳明合病，喘而胸满者，不可下，宜麻黄汤主之。(36)

【解析】两经合病，当合用两经之药，何独偏用麻黄耶？此见仲景析义之精。盖太阳邪在胸，阳明邪在胃，两邪相合，必上攻其肺，所以喘而胸满。麻黄、杏仁治肺气喘逆之专药也，用之恰当，正所谓内举不避亲也，何偏之有？按太阳与阳明合病，所重全在于表，故主以葛根、麻黄二汤。若太阳与少阳合病，则邪渐迫里，合用小柴胡、柴胡桂枝二汤。若温病之太阳少阳合病，当用黄芩汤、黄芩加半夏生姜汤。其下阳明少阳合病，以邪入腑，脉来滑数，即用大承气下之，与二阳并病，太阳证罢不殊也。设经证未罢，脉不滑数，又当从大柴胡两解表里无疑。（《伤寒缵论》卷下《合病并病篇》）

【原文】阳明病，脉浮，无汗而喘者，发汗则愈，宜麻黄汤。（235）

【解析】此条言太阳之邪初入阳明，未离太阳。用麻黄汤发汗，则寒邪仍从营分而出矣。阳明营卫难辨，辨之全借于脉证：寒邪之脉传至阳明，发热已甚，则紧去而浮在，此皆邪气在经之征。若传入于腑，则迟者必数，浮者必实矣。设不数不实，定为胃虚不胜攻下之证也。（《伤寒缵论》卷上《阳明上篇》）

【原文】脉但浮，无余证者，与麻黄汤，若不尿，腹满加哕者不治。（232）

【解析】脉但浮无余证者，与麻黄汤，推其邪使速还太阳来路也。若不尿腹满，则胃邪内壅不下行矣，而更加哕，胃气将竭，愈逆上矣，再有何法可以驱其邪而使之传耶？不然岂有十余日后无故张皇，反用麻黄之理哉？（《伤寒缵论》卷上《阳明上篇》）

二、方药应用心得

麻黄发汗最猛，故以桂枝监之，甘草和之，杏仁润下以止喘逆也。方后著云：不须啜粥者，伤寒邪迫于里，本不能食，若强与食，反增其剧也。（《伤寒缵论》卷上《太阳上篇》）

夫寒伤荣，则荣血受病，而见骨节烦疼，当矣，何反腠理闭密，无汗而喘耶？盖荣既受伤于内，必无卫气独和于外之理。所以用麻黄发汗，必兼桂枝以和荣；用杏仁者，所以散气除喘；用甘草者，所以助阳和卫，荣卫流行，始能作汗也。按时珍云：仲景治伤寒，无汗用麻黄，有汗用桂枝，历代名医，未有究其精微者。夫津液为汗，汗即血也，在荣即为血，在卫即为汗。寒伤荣，荣血不能外通于卫，卫气闭固，故无汗发热而憎寒；风伤卫，卫气不能内护于荣，荣气不固，故有汗发热恶风。是麻黄汤虽太阳发汗重剂，实为发散肺经火郁之药；桂枝汤虽太阳解肌轻剂，实为理脾救肺之药也。又汪石山云：辛甘发散为阳，仲景发表药中，必用甘草以载住邪气，不使陷入阴分也。若邪既入里，则内腹胀，必无复用甘草之理。试观五苓、抵当、承气、大柴、陷胸、十枣辈，并不用甘草也，惟调胃、桃核二汤，以其尚兼太阳部分之表邪，故不得不用也。当知发汗药中之甘草必不可少，此汤须脉证全在于表，方可用之。若脉微弱自汗者，不可用也。今但执一二日在表，并宜发汗。设尺中弦数，虚大，为阴虚多火，汗之则亢阳热厥而死。尺中迟弱，足冷，为阳虚夹阴，汗之则亡阳，厥逆而死，可不慎欤！（《伤寒缵论》卷下《正方》）

上四味，水煎温服，暖覆取微汗，不须啜粥，以寒邪入伤营气，营气起于中焦，恐谷气反助邪热也。（《张氏医通》卷十六《祖方》）

麻黄，苦温，无毒。去根节，汤泡去沫，晒干用。若连根节用，令人汗不绝，其根专能止汗。《本经》主中风伤寒，头痛温疟，发表出汗，去邪热气，止咳逆上气，除寒热，破癥坚积聚。发明：麻黄微苦而温，中空而浮。阳也，升也，入足太阳，其经循背下行，本属寒水而又受外寒。故宜发汗去皮毛气分寒邪，以泄寒实。若过发则汗多亡阳。或饮食劳倦，及杂病自汗表虚之证用之，则脱人元气，祸患莫测。麻黄治卫实之药，桂枝治卫虚之药，二物虽为太阳经药，其实荣卫药也。心主荣血，肺主卫气。故麻黄为手太阴肺经之剂，桂枝为手少阴心经之剂。伤寒、伤风而咳嗽，用麻黄汤、桂枝汤，即汤液之源也。麻黄乃肺经之专药，故治肺病多用之。仲景治伤寒，无汗用麻黄汤，有汗用桂枝汤。夫津液为汗，汗即血也，在荣即为血，在卫即为汗。寒伤营，营血不能外通于卫,卫气闭固,故无汗发热而恶寒。风伤卫,卫气不能内护于营,营气不固,故有汗,发热而恶风。是证虽属太阳而肺实受邪气,盖皮毛外闭,邪热内攻,肺气怫郁,故用麻黄、甘草同桂枝引出营分之邪,达之助表,佐以杏仁泄肺而利气。(《本经逢原》卷二《隰草部》)

第二节　葛根汤

原文及解析

【原文】太阳病,项背强几几,无汗恶风,葛根汤主之。(31)

葛根汤

葛根四两　麻黄三两,去节　桂枝二两　芍药二两,酒洗　甘草二两,炙　生姜三两,切　大枣十二枚,擘

上七味,㕮咀,以水一斗,先煮麻黄、葛根,减二升,去沫,内诸药,煮取三升,去滓,温服一升,覆取微似汗,不须啜粥,余如桂枝法将息及禁忌。

【原文】太阳与阳明合病,必自下利,葛根汤主之。(32)

【解析】太阳寒伤荣证中,才见阳明一证,即于麻黄汤中加葛根一药。此大匠天然不易之榖率也。

不用麻黄汤加葛根,反用桂枝全方加麻黄、葛根者,以颈项背但是阳位,易于得汗之处。设以麻黄本汤加葛根大发其汗,将毋项背强几几者,变为经脉振摇动惕乎?此仲景之所以精义入神也。(《伤寒缵论》卷下《合病并病篇》)

此即麻黄、桂枝二汤合用,于中但去杏仁,增葛根,为阳明经证之专药,以其能辅麻黄,大开肌肉也。去杏仁者,既开肌肉于外,不当复泄肺气于内也。圣人立法,一方一味,各有斟酌,非刻意研求,焉能测识其微而为苍生司命哉?(《张氏医通》卷十六《祖方》)

第三节　葛根加半夏汤

一、原文及解析

【原文】太阳与阳明合病，不下利，但呕者，葛根加半夏汤主之。(33)

葛根加半夏汤

葛根四两　麻黄三两，去节　桂枝　芍药酒洗　甘草炙各二两
半夏半升，洗　生姜三两，切　大枣十二枚，擘

上八味，以水一斗，先煮葛根、麻黄，减二升，去白沫，内诸药，煮取三升，去滓，温服二升，覆取微似汗。

【原文】太阳与阳明合病者，必自下利，葛根汤主之。(32)

【解析】二条又以下利不下利辨别合病主风主寒之不同也。风者，阳也，阳性上行，故合阳明胃中之水饮而上逆；寒者，阴也，阴性下行，故合阳明胃中之水谷而下奔。然上逆则必加半夏入葛根汤以涤饮止呕，若自下利，则但用葛根汤以解两经之邪。下利，里证也，而仲景以此汤主之，盖以邪气并于阳，阳实而阴虚，阴虚故下利也。与此汤以散经中之邪，则阳不实而阴气平，不治利而利自止耳。(《伤寒缵论》卷下《合病并病篇》)

二、方药应用心得

半夏，辛温，有毒。汤浸，同皂荚、白矾煮熟，姜汁拌、焙干用；或皂荚、白矾、姜汁、竹沥四制尤妙。咽痛醋炒用。小儿惊痰发搐及胆虚不得眠，猪胆汁炒。入脾胃丸剂，为细末姜汁拌和作面，候陈炒用。反乌附者，以辛燥鼓激悍烈之性也。忌羊血、海藻、饴糖者，以甘腻凝滞开发之力也。《本经》主伤寒寒热，心下坚，胸胀，咳逆，头眩，咽喉肿痛，肠鸣下气，止汗。发明：半夏为足少阳本药，兼入足阳明、太阴。虚而有痰气宜加用之，胃冷呕哕方药之最要。止呕为足阳明，除痰为足太阴，柴胡为之

使，故小柴胡汤用之，虽为止呕，亦助柴胡、黄芩主往来寒热也。《本经》治伤寒寒热，非取其辛温散结之力欤。治心下坚、胸胀，非取其攻坚消痞之力欤。治咳逆、头眩、非取其涤痰散邪之力欤。治咽喉肿痛，非取其分解阴火之力欤。治肠鸣下气止汗，非取其利水开痰之力欤。同苍术、茯苓治湿痰，同栝楼、黄芩治热痰，同南星、前胡治风痰，同芥子、姜汁治寒痰，惟燥痰宜栝楼、贝母、非半夏所能治也。半夏性燥能去湿、豁痰、健脾。今人惟知半夏去痰，不言益脾利水，脾无留湿则不生痰，故脾为生痰之源，肺为贮痰之器。半夏能主痰饮及腹胀者，为其体滑而味辛性温也，二陈汤能使大便润而小便长。世俗皆以半夏、南星为性燥，误矣。湿去则土燥，痰涎不生，非二物之性燥也。古方治咽痛喉痹，吐血、下血多用二物，非禁剂也。按：《灵枢》云：阳气满则阳盛不得入于阴，阴虚则目不瞑，饮以半夏汤一剂通其阴阳，其卧立至。半夏得栝楼实、黄连，名小陷胸汤，治伤寒小结胸。得鸡子清、苦酒，名苦酒汤，治少阴咽痛生疮，语声不出。得生姜，名小半夏汤，治支饮作呕。得人参、白蜜，名大半夏汤，治呕吐反胃。得麻黄，蜜丸名半夏麻黄丸，治心下悸忪。得茯苓、甘草，以醋煮半夏共为末，姜汁面糊丸，名消暑丸，治伏暑引饮，脾胃不和，此皆得半夏之妙用。惟阴虚羸瘦，骨蒸汗泄，火郁头痛，热伤咳嗽，及消渴肺痿，咳逆失血，肢体羸瘦禁用，以非湿热之邪，而用利窍行湿之药，重竭其津，医之罪也，岂药之咎哉！（《本经逢原》卷二《毒草部》）

第四节　大青龙汤

一、原文及解析

【原文】太阳中风，脉浮紧，发热恶寒，身疼痛，不汗出而烦躁者，大青龙汤主之。若脉微弱，汗出恶风者，不可服，服之则厥逆，筋惕肉瞤，此为逆也，以真武汤救之。（38）

大青龙汤

麻黄六两，去节　桂枝二两　甘草二两，炙　杏仁四十个，去皮尖　生姜三两，切　大枣十二枚，擘　石膏如鸡子大，碎

上七味，以水九升，先煮麻黄减二升，去上沫，内诸药，煮取三升，去滓，温服一升。取微似汗，汗出多者，温粉粉之。一服汗者，停后服。汗多亡阳遂虚，恶风，烦躁不得眠也。

【解析】天地郁蒸，得雨则和，人身烦躁，得汗则解。大青龙证，为其身中原有微汗，寒邪郁闭，不能透出肌表，由是而发烦躁，与麻黄汤证之无汗者迥殊，故用之发汗以解其烦躁也。所以暴病便见烦躁，信为营卫俱伤无疑，此方原为不得汗者取汗，若汗出之烦躁，全非郁蒸之比，其不借汗解甚明，加以恶风脉微弱，则是少阴亡阳之证，若脉浮弱汗出，恶风而不烦躁，即是太阳中风之证，皆与此汤不相涉也。误用此汤，宁不致厥逆惕瞤而速其阳之亡耶？按误服大青龙亡阳，即当用四逆汤回阳，乃置而不用，更推重真武一汤以救之者，其议何居？盖真武者，北方司水之神，龙惟借水，可能变化，设真武不与之水，青龙不能奋然升天可知矣。故方中用茯苓、白术、芍药、附子，行水收阴，醒脾崇土之功多于回阳，名为真武汤，乃收拾分驰离绝之阴阳，互镇于少阴北方之位，全在收拾其水，使龙潜而不能见也。设有一毫水气上逆，龙即遂升腾变化，纵独用附子、干姜以回阳，其如魄汗不止，何哉？人身阳根于阴，其亡阳之证，乃少阴肾中之真阳飞越耳。真阳飞越，亟须镇摄归根，阳既归根，阴必翕然从之，阴从则水不逆，而阳不孤矣，岂更能飞越乎？（《伤寒缵论》卷上《太阳上篇》）

或问：此方治脉浮紧，发热恶寒，身疼痛，不汗出而烦躁，并不见中风之脉证，而《疏钞金錍》，但据条首"中风"二字，乃云本之风气似隐，标之寒化反显，释风寒两感者谬矣。殊不知其实为风多寒少之证。设果本隐标显，则治病必求其本，何反倍用麻黄耶？按《内台方》云：此一证，全在"不汗出"三字藏机。若风伤卫，则自汗，恶风；寒伤荣，则无汗而喘。此云不汗出而烦躁，则知其证略有微汗不能透出，故生烦躁，于此可见其

兼有风证，而脉见浮紧，是风见寒脉，加以恶寒身疼，知寒重于风。(《伤寒缵论》卷下《正方》)

【原文】伤寒，脉浮缓，身不疼，但重，乍有轻时，无少阴证者，大青龙汤发之。(39)

【解析】脉浮紧，身疼，不汗出而烦躁，皆寒伤营之候，惟烦为风伤卫，反以中风二字括其寒证，处方全用麻黄汤，加石膏以解内烦，姜、枣以和营气也。此脉浮缓身不疼，皆风伤卫之证，惟身重为寒伤营血，然乍有轻时，不似伤寒之身重而烦疼，骨节腰痛，亦无少阴之身重但欲寐，昼夜俱重也。身重者寒也，乍轻者风也，虽营卫并伤，实风多寒少，反以伤寒二字括其风证，处方用桂枝加麻黄以散寒。盖营卫郁热，必作渴引饮，然始病邪热未实，水不能消，必致停饮作咳，故先用半夏以涤饮，细辛、干姜以散结，五味以收津，恐生姜辛散，领津液上升，大枣甘温，聚水饮不散，故去之。发之者，发散风水之结，非大发汗也。仲景又申明无少阴证者，以太阳与少阴合为表里，其在阴经素虚之人，表邪不俟传经，早从膀胱袭入肾脏者有之，况两感夹阴等证，临病犹当细察。设少阴不亏，表邪安能飞渡，而见身重欲寐等证耶？故有少阴证者，不得已而行表散，自有温经散邪，两相缩照之法，岂可竟用青龙，立铲孤阳之根乎？(《伤寒缵论》卷上《太阳上篇》)

二、 方药应用心得

故于麻桂二汤中，除去芍药，倍麻黄而加石膏。设不并力图之，速令外泄，则风挟寒威内攻，鼓动君相二火，则周身皆为火化矣，所以不得不倍用麻黄也。其去芍药而加石膏者，以其汗既不能透出，原无借于护荣，热既郁于心包，则解烦诚不可缓。明乎此，则不但大青龙之法可解，大青龙之方可施，其麻黄杏仁甘草石膏汤、越婢汤、桂枝二越婢一汤、麻黄升麻汤等，可随证取用，而无窒碍也。(《伤寒缵论》卷下《正方》)

石膏，辛甘大寒，无毒。清胃热煅用，治中暍热生用。一种微硬有肌理名理石，主治与粗理黄石相类。《本经》主中风寒热，心下逆气惊喘，口干舌焦不能息，腹中坚痛，除邪鬼产乳金疮。〔发明〕古人以石膏、葛根并为解利阳明经药。盖石膏性寒，葛根性温，功用讵可不辨。葛根乃阳明经解肌散寒之药。石膏为阳明经辛凉解热之药，专治热病，大渴引饮，自汗头痛，尿涩便闭，齿浮面肿之热证，仲景白虎汤是也。东垣云：立夏前服白虎，令人小便不禁，降令大过也。今人以此汤治冬月伤寒之阳明证，服之未有得安者，不特石膏之性寒，且有知母引邪入犯少阴，非越婢、大青龙、小续命中石膏佐麻黄化热之比。先哲有云：凡病虽有壮热而无烦渴者，知不在阳明，切勿误与白虎。《本经》治中风寒热，是热极生风之象。邪火上冲，则心下有逆气及惊喘。阳明之邪热甚，则口干舌焦不能息。邪热结于腹中，则坚痛。邪热不散，则神昏谵语，等乎邪鬼。解肌散热，外泄则诸症自退矣。即产乳金疮亦是郁热蕴毒，赤肿神昏，故可用辛凉以解泄之，非产乳金疮可泛用也。其《金匮》越婢汤治风水，恶寒无大热，身肿自汗不渴，以麻黄发越水气，使之从表而散；石膏化导胃热，使之从外而解。如大青龙、小续命等剂，又不当以此执泥也。至于三黄石膏汤，又伊尹三黄、河间解毒，加入石膏、麻黄、香豉、姜、葱，全以麻黄开发伏气，石膏化导郁热，使之从外而解。盖三黄石膏之有麻黄，越婢、青龙、续命之有石膏，白虎之加桂枝，加苍术，加人参，加竹叶、麦门冬，皆因势利导之捷法。《千金》五石丸等方，用以解钟乳、紫白石英、石脂之热性耳。《别录》治时气头痛身热，三焦大热，皮肤热，肠胃中热气，解肌发汗，止消渴烦逆。腹胀，暴气喘息咽热者，以诸病皆由足阳明胃经邪热炽盛所致，惟喘息略兼手太阴病，此药能散阳明之邪热，阳明热邪下降，则太阴肺气自宁，故悉主之。(《本经逢原》卷一《石部》)

第五节　小青龙汤

一、原文及解析

【原文】伤寒表不解，心下有水气，干呕，发热而咳，或渴，

或利，或噎，或小便不利，少腹满，或喘者，小青龙汤主之。(40)

小青龙汤

麻黄三两，去节　桂枝三两　芍药三两，酒洗　甘草二两，炙　五味子半升　干姜三两　细辛二两　半夏半升，姜制

上八味，以水一斗，先煮麻黄，减二升，去上沫，内诸药，煮取三升，去滓，温服一升。

若微利者，去麻黄，加荛花如鸡子大，熬令赤色；若渴者，去半夏，加栝楼根三两；若噎者，去麻黄，加附子一枚炮；若小便不利少腹满，去麻黄，加茯苓四两；若喘者，去麻黄，加杏仁半升，去皮尖。

【解析】 此即前证发迟而致水饮停蓄也。水寒相搏，则伤其肺。人身所积之饮，或上或下，或热或冷，各自不同，而肺为总司，但有一二证见，即水逆之应，便宜小青龙汤散邪逐水，不欲如大青龙兴云致雨之意也。

【原文】 伤寒，心下有水气，咳而微喘，发热不渴，小青龙汤主之。服汤已，渴者，此寒去欲解也。(41)

【解析】 风寒挟水饮上逆，津液虽有阻滞而未即伤，故不渴。服汤后饮与津液俱亡，故反渴，渴则知津液暴伤而未得复，是为寒去欲解之征，所以虽渴而不必复药，但当静俟津回可也。咳而微喘，为水饮泛溢，今水去而渴，与水逆而渴不同。

二、方药应用心得

本方主发散，故用麻黄，若主利水，多去麻黄，而加行水药也。荛花利水，水去利自止。噎者，水寒之气相搏于里，故去麻黄而加附子。(《伤寒缵论》卷上《太阳上篇》)

治溢饮喘咳，自利发热，当发其汗。桂枝汤去姜、枣，加麻黄三钱，半夏二钱，炮姜、细辛、五味子各半钱。(《张氏医通》卷十六《祖方》)

干姜，其嫩者曰白姜，辛热无毒。或生用，或炮黑用。《本经》主胸满咳逆上气，温中止血，出汗，逐风湿痹，肠澼下痢，生者尤

良。干姜禀阳气之正，虽烈无毒，其味本辛，炮之则苦，专散虚火。用治里寒止而不移，非若附子行而不守也。生者，能助阳，去脏腑沉寒，发诸经寒气，腹中冷痛，霍乱胀满，皮肤间结气，止呕逆，治感寒腹痛，肾中无阳，脉气欲绝，黑附子为引，理中汤用之，以其温脾也。四逆汤用之，以其回阳也。生则逐寒邪而发表，胸满咳逆上气，出汗风湿痹宜之。炮则除胃冷而守中，温中止血，肠澼下利宜之。曷观小青龙、四逆等方并用生者，甘草干姜汤独用炮者；其理中丸中虽不言炮，在温中例治不妨随缓急裁用。然亦不可过多，多用则耗散元气。辛以散之，是壮火食气也。少用则收摄虚阳，温以顺之，是少火生气也。同五味子以温肺，同人参以温胃，同甘草以温经。凡血虚发热，产后大热须炮黑用之。有血脱色白、夭然不泽，脉濡者，宜干姜之辛温以益血，乃热因热用，从治之法也。又入肺利气，入肾燥湿，入肝引血药生血，于亡血家有破宿生新，阳生阴长之义。如过用凉药，血不止，脉反紧，疾者乃阳亏阴无所附，加用炮姜、炙甘草可也。阴虚有热、血热妄行者勿用，以其散气走血也。（《本经逢原》卷三《菜部》）

细辛辛温，无毒。产华阴及辽东者良，反藜芦。《本经》主咳逆头痛，百节拘挛，风湿痹痛，死肌，明目，利九窍。发明：上升入手足厥阴、少阴血分，治督脉为病，脊强而厥。《本经》治咳逆，头痛脑痛，善搜厥阴伏匿之邪也。独活为使，治少阴头痛如神，亦主诸阳头痛。诸风药用之治风湿痹痛，百节拘挛。去死肌、明目者，取辛以散结而开经脉窍隧之邪也。味辛而热，温少阴之经，故仲景少阴证用麻黄附子细辛汤，辛温能散。故凡风寒风湿头痛、口疮、喉痹、齇齿诸病用之，取其能散浮热，亦火郁发之之义也。辛能泄肺，故风寒咳嗽上气者宜之。辛能补肝，故胆气不足则肝气有余，惊痫眼目诸病宜之。辛能润燥，故通少阴，诸经及耳窍闭塞者宜之。又主痰结湿火，鼻塞不利，凡口舌生疮者，用细辛、黄连末掺之。凡血虚内热火郁，头痛发热，咳嗽者戒用；以其辛烈耗真气也。细辛辛之极者，用不过五分。（《本经逢原》卷二《山草部》）

五味子，酸温，无毒。产辽东者佳。微焙捣碎用。《本经》主益气，咳逆上气，劳伤羸瘦，补不足，强阴益男子精。发明：五味子右肾命门本药。《本经》主咳逆上气，强阴益男子精，心肾不交者宜之，兼入肺肾二经。味酸而敛耗散之金，性温而滋不足之水，生津止渴，益气强阴，壮水镇阳。收瞳子散大，定喘敛汗。加干姜治冬月肺寒咳嗽。同人参、门冬治夏月精神困乏。而虚热久嗽，不可误用表散。须以此去核之辛温助火，但用皮肉之酸咸以滋化之，不宜多用，恐酸太过反致闭遏而成虚热也。黄昏嗽乃火浮于肺，不宜凉药，宜五味子敛而降之。但风邪在表，痘疹初发，一切停饮，肺家有实热者皆当禁之。（《本经逢原》卷二《蔓草部》）

白苔见于一边，无论左右，皆属半表半里，宜小柴胡汤，左加葛根，右加茯苓。有咳嗽引胁下痛、而见此舌苔者，小青龙汤。（《伤寒舌鉴》）

三、 医案

石顽治包山金孟珍，正月间忽咳吐清痰咽痛，五六日后大便下瘀，晦血甚多，延至十余日，请治于余。其脉六部皆沉弦而细，此水冷金寒之候也。遂与麻黄附子细辛汤，其血顿止，又与麻黄附子甘草汤，咽痛亦可，而觉心下动悸不宁。询其受病之由，乃醉卧渴引冷饮所致，改用小青龙去麻黄加附子一剂，悸即止，咳亦大减，但时吐清痰一二口。乃以桂酒制白芍，入真武汤中与之，咳吐俱止，尚觉背微恶寒倦怠，更与附子汤二剂而安。（《伤寒绪论》卷下）

第六节　麻黄杏仁甘草石膏汤

一、 原文及解析

【原文】发汗后不可更行桂枝汤，汗出而喘，无大热者，可与麻黄杏仁甘草石膏汤主之。发汗后饮水多者必喘，以水灌之亦喘。（63）

【原文】下后不可更行桂枝汤，若汗出而喘，无大热者，可与麻黄杏仁甘草石膏汤。（162）

麻黄杏仁甘草石膏汤

麻黄四两，去节　杏仁五十个，去皮尖　甘草二两，炙　石膏半斤，碎，绵裹

上四味，以水七升，先煮麻黄，减二升，去上沫，内诸药，煮取二升，去滓，温服一升。

【解析】本寒伤营麻黄汤证，乃误用桂枝汤固卫，寒不得泄，气逆变喘。然有大热者，恐兼里证。若无大热为表邪实盛可知。乃与麻黄汤除去桂枝而加石膏，去桂枝者，恐复助营热，已误不可再误也，加石膏者，用以泄营中之热也。至于内饮水多，外行水灌，皆足以敛邪闭汗而成喘，不独误行桂枝汤为然也。

易桂枝以石膏，少变麻黄之法，以治误汗而喘当矣。误下而喘，亦以桂枝为戒，而不越此方者何耶？盖中风伤寒，一从桂枝，一从麻黄，分途异治，由中风之误下而喘者，用厚朴、杏仁加入桂枝汤中，则伤寒之误下而喘者，用石膏加入麻黄汤中，两不移易之定法也。（《伤寒缵论》卷上《太阳下篇》）

二、 方药应用心得

麻黄汤去桂枝，加石膏半两。此麻黄汤去桂，而兼越婢之意，专祛上焦湿热痰气，与苓桂术甘汤互发，彼借苓、术，专扶心下之支饮，此借石膏，专祛膈上之湿热也。（《张氏医通》卷十六《祖方》）

三、 医案

石顽治西客王如嵩，触寒来苏，忽然喘逆声喑，咽喉疼肿。察其形体丰盛而饮啖如常。切其脉象浮软而按之益劲，此必寒包热邪，伤犯肺络也。遂以麻杏甘石汤，加半夏、细辛，大剂葳蕤，二服喘止声出，但呼吸尚有微疼，更与二陈、枳、桔、葳蕤之类，调理而安。（《张氏医通》卷四《诸气门下·喑》）

第七节　麻黄升麻汤

一、原文及解析

【原文】伤寒六七日，大下后，寸脉沉而迟，手足厥逆，下部脉不至，咽喉不利，唾脓血，泄利不止者，为难治，麻黄升麻汤主之。(357)

麻黄升麻汤

麻黄二两半，去节　升麻一两一分　当归一两一分　知母　黄芩　葳蕤各十八铢　天门冬六铢，去心　芍药六铢　干姜六铢　白术六铢　茯苓六铢　甘草六铢，炙　石膏六铢，碎，绵裹　桂枝六铢

上十四味，以水一斗，先煮麻黄一两沸，去上沫，内诸药，煮取三升，去滓，分温三服，相去如炊三斗米顷，令尽，汗出愈。

【解析】此表里错杂之邪，虽为难治，非死证也。大下后寸脉沉而迟，明是阳邪陷阴之故，非阳气衰微可拟。手足厥冷者，胃气不布也；下部脉不至者，因泄利不止而阴津下脱也；咽喉不利，唾脓血者，阳邪挟阴上逆也。所以仲景特于阴中提出其阳，得汗出而错杂之邪尽解也。或问：伤寒三阳证宜汗，而厥阴证中有麻黄升麻汤之例，其故何也？详此证之始，原系冬温，以其有咽痛下利，故误认伤寒里证而下之，致泄利不止，脉变沉迟，证变厥逆，皆热邪内陷，种种危殆，赖真阳未漓，犹能驱邪外行，而见咽喉不利，唾脓血，明系热邪返出，游溢少阴经脉之候，亦为木槁土燔，凌烁肺金之候。(《伤寒缵论》卷上《厥阴篇》)

二、方药应用心得

方中用麻黄、升麻，所以升陷内之热邪；桂枝、芍药、甘草、当归调具营卫，缘太阳少阴之邪，既以并归厥阴，故于桂枝汤三味中必加当归以和阴血；葳蕤、天冬下通肾气，以滋上源，且葳蕤为治风温咽痛热咳之专药，本文虽不曰咳，而云咽喉不利，唾脓血，

可知其必然大咳而脓血始应也；黄芩、芍药、甘草，治邪并于内之自利；知母、石膏、甘草，治热伏少阴之厥逆，其邪既伏于少阴，非知母则郁热不除，且热必由阳明而解，非石膏则腠理不开。其所以用干姜、白术、茯苓者，以其既经大下，非此不能保护中州耳。朱奉议以此汤裁去升、知、冬、芍，姜、术、桂、苓，加入葛根、羌活、川芎、杏仁、白薇、青木香，以治风温，总不出此范围也。

（《伤寒缵论》卷上《厥阴篇》）

此方专主阳热陷于厥阴，经脉为邪气所遏，故下部脉不至，而证见咽喉不利，唾脓血也。邪遏经脉，非兼麻黄、桂枝之制，不能开发肌表以泄外热。非取白虎、越婢之法，不能清润肺胃以化里热，更以芍药甘草人参黄芩汤寒因寒用，谓之应敌。甘草干姜合肾着汤热因热用，谓之向导。以病气庞杂，不得不以逆顺兼治也。

（《张氏医通》卷十六《祖方)》）

三、 医案

石顽治陆中行室，年二十余，腊月中旬，患咳嗽，捱过半月，病势稍减，新正五日复咳倍前，自汗体倦，咽喉干痛，至元夕忽微恶寒发热，明日转为腹痛自利，手足逆冷，咽痛异常。又三日则咳唾脓血，始延余治。其脉轻取微数，寻之则仍不数，寸口似动而软，尺部略重则无，审其脉证寒热难分，颇似仲景厥阴例中麻黄升麻汤证。盖始本冬温，所伤原不为重，故咳至半月渐减，乃勉力支持岁事，过于劳役，伤其脾肺之气，故咳复甚于前，至望夜忽憎寒发热，来日遂自利厥逆者，当是病中体疏，复感寒邪之故，热邪既伤于内，寒邪复加于外，寒闭热邪，不得外散，势必内奔而为自利，致邪传少阴厥阴，而为咽喉不利唾脓血也。虽伤寒大下后与伤热后自利不同，而寒热错杂则一。遂与麻黄升麻汤一剂，肢体微汗，手足温暖，自利即止，明日诊之，脉亦向和，嗣后与异功生脉合服数剂而安。

（《伤寒绪论》卷下）

第八节　麻黄附子细辛汤

原文及解析

【原文】少阴病，始得之，反发热，脉沉者，麻黄附子细辛汤主之。（301）

麻黄附子细辛汤

麻黄二两，去节　细辛一两　附子一枚，炮去皮，破八片

上三味，以水一斗，先煮麻黄减二升，去上沫，内药，煮取三升，去滓，温服一升，日三服。

【解析】脉沉发热，乃少阴兼太阳之表邪，当行表散，非少阴病四五日后，阴盛格阳，真阳发露之比。但三阴之表法，与三阳迥异。三阴必以温经之药为表，而少阴尤为紧关，故麻黄与附子合用，使外邪出而真阳不出，才是少阴表法之正也。（《伤寒缵论》卷上《少阴篇》）

第九节　麻黄附子甘草汤

一、原文及解析

【原文】少阴病，得之二三日，麻黄附子甘草汤微发汗。以二三日无里证，故微发汗也。（302）

麻黄附子甘草汤

麻黄二两，去节　甘草二两，炙　附子一枚，炮去皮

上三味，以水七升，先煮麻黄一两沸，去上沫，内诸药，煮取三升，去滓温服一升，日三服。

【解析】得病才二三日，无吐利、躁烦、呕渴里证，其当从外解无疑。然少阴绝无发汗之法，汗之必至亡阳。惟此一证，其外发热无汗，其内不吐利、躁烦、呕渴，乃可温经散寒，取其微似之

汗，此义甚微。在太阳经但有桂枝加附子之法，并无麻黄加附子之方，盖太阳病无脉微、恶寒之证，即不当用附子，及见脉微、恶寒、吐利、躁烦等证，亡阳已在顷刻，又不当用麻黄，即此推之，凡治阴寒暴病而用麻黄者，其杀人不转睫矣。

二、 方药应用心得

麻黄附子甘草汤，加黄、姜、枣，日三服汗之，发表重剂，莫如麻黄；温经峻药，首推附子，表里补泻，功用天渊。仲景于少阴病脉沉发热，二味合用，单刀直破坚垒。(《张氏医通》卷十六《祖方》)

第十节 麻黄连轺赤小豆汤

一、 原文及解析

【原文】伤寒瘀热在里，身必发黄，麻黄连轺赤小豆汤主之。(262)

麻黄连轺赤小豆汤

麻黄二两，去节 连轺二两，连翘根是 赤小豆一升 杏仁四十个，去皮尖 甘草二两，炙 生梓白皮一升 生姜二两，切 大枣十二枚，擘

以上八味，以潦水一斗，先煮麻黄再沸，去上沫，内诸药，煮取三升，分温三服，半日服尽。

【解析】伤寒之邪，得湿而不行，所以热瘀身中而发黄，故用外解之法，设泥"里"字，岂有邪在里而反治其表之理哉？(《伤寒缵论》卷上《太阳下篇》)

伤寒，瘀热在里，身必发黄者，因其人素有湿热，汗出不尽，则肌腠之里，为瘀热所凝，而遍身发黄，故宜此汤以取微汗也。麻黄发散表邪，杏仁、生姜辛散走表，连轺泻经络之积火，梓皮除肌肉之湿热，小豆降火利水，甘草、大枣，益脾和胃。盖土厚可以御水湿之蒸，观《金匮》治寒湿，用麻黄加术汤，其义可见。此汤为汗后表邪未解，而湿热发黄，脉浮者，取汗而设。茵陈蒿汤，为表

邪已散，而小便不利，身黄，脉沉者，分利而设。栀子柏皮汤，为表里皆热，脉来软大，不可汗下者而设。若夫汗后，渴而小便不利，热结津液，身目皆黄者，又当取用五苓加茵陈，以利水为务也。（《伤寒缵论》卷下《正方》）

二、 方药应用心得

连翘，苦平，无毒。根名连轺，甘寒平，小毒。《本经》主寒热鼠瘘，瘰疬瘿瘤，结热蛊毒。发明：连翘轻清而浮，本手少阴、厥阴气分药。泻心经客热，破血结，散气聚，消肿毒，利小便。诸痛痒疮，皆属心火。连翘泻心为疮家之圣药，十二经疮药中不可无此，乃结者散之之义。《本经》专主寒热鼠瘘，疬瘰瘿瘤、结热等病，皆由足少阳胆经气郁而成，此药正清胆经郁热。痈疽恶疮，无非营卫壅遏，得清凉以散之。蛊毒所结，得辛香以解之。然苦寒之性仅可以治热肿，故痈疽溃后脓清色淡及胃弱食少者禁用。根寒降，专下热气，治湿热发黄，湿热去而面悦好，眼目明矣。仲景治瘀热在里发黄，麻黄连轺赤小豆汤主之。奈何世鲜知此，如无根，以实代之。（《本经逢原》卷二《隰草部》）

赤小豆，即赤豆之小而色黯者，俗名猪肝赤。其性下行通利小肠，故能利水、降火，久食令人枯燥，瓜蒂散用之，以泄胸中寒实，正以其利水清热也。生末敷痈肿，为伤寒发颐要药。发芽同当归治便红肠痈，取其能散蓄积之毒也。（《本经逢原》卷三《谷部》）

梓白皮，苦寒无毒，取根去外黑皮用。《本经》治热毒，去三虫。发明：梓皮苦寒，能利太阳、阳明经湿热，仲景麻黄连轺赤小豆汤用之。其治温病复伤寒饮变为胃脘者，煮三十饮之，取其引寒饮湿邪下泄也。（《本经逢原》卷三《乔木部》）

第三章

五苓散类

第一节　五苓散

一、原文及解析

【原文】中风发热，六七日不解而烦，有表里证，渴欲饮水，水入即吐者，名曰水逆，五苓散主之，多饮暖水，汗出愈。(74)

五苓散

猪苓十八铢　泽泻一两六铢　茯苓十八铢　桂枝半两　白术十八铢

上五味为末，以白饮和服方寸匕，日三服。

【解析】伤风原有汗，以其有汗也，延至日久，不行解肌之法，汗出虽多，徒伤津液，表终不解，转增烦渴，邪入于腑，饮水则吐者，名曰水逆，乃热邪挟积饮上逆，以故外水格而不入也。服五苓散后，频溉热汤，得汗则表里俱解，所以一举两得之也。膀胱为津液之腑，用以通调水道，则火热自化，津液得全矣。(《伤寒缵论》卷上《太阳中篇》)

【原文】太阳病，发汗后大汗出，胃中干，烦燥不得眠，欲得饮水者，少少与饮之，令胃气和则愈，若脉浮，小便不利，微热消渴者，与五苓散主之。(71)

【解析】不行解肌，反行发汗，致津液内耗，烦燥不眠，求救于水，若水入不解，脉转单浮，则无他变而邪还于表矣。脉浮本当用桂枝，何以变用五苓耶？盖热邪得水，虽不全解，势必衰其大半，所以邪既还表，其热亦微，兼以小便不利，证成消渴，则腑热

全具，故不单解而从两解也。(《伤寒缵论》卷上《太阳中篇》)

脉浮小便不利，微热消渴者，宜利小便发汗，五苓散主之。此言水气不化之渴，与渴欲饮水，水入即吐，名曰水逆之渴，证虽稍异，而水气阻碍津液则一，故并宜五苓以输散之，水散则津液灌溉，而渴自已耳。(《张氏医通》卷九《杂门·消瘅》)

【原文】发汗已，脉浮数，烦渴者，五苓散主之。(72)

【解析】脉浮数而烦渴，则津液为热所耗而内燥，里证具矣。津液内耗宜用四苓以滋其内，而加桂以解其外，则术用苍，桂用枝，从可推矣。凡方中用一桂字，不分桂枝肉桂者皆然，非独此也。(《伤寒缵论》卷上《太阳中篇》)

【原文】病在阳，应以汗解之，反以冷水潠之，若灌之，其热被劫不得去，弥更益烦，肉上粟起，意欲饮水，反不渴者，服文蛤散，若不差者与五苓散。(141)

【解析】此条旧与小陷胸、白散合为一条，殊不可解。盖表邪不从表散，反灌以水劫其邪，必致内伏，或入少阴之经，或犯太阳之本，故以二汤分主。按：文蛤为止渴圣药，仲景取治意欲饮水而反不渴者，其意何居？盖水与邪气渗入少阴之经，以其经脉上循喉咙，故意欲饮水，缘邪尚在经中，未入于里，故反不渴，斯时不用咸寒收阴泻阳，使邪留变热，必致大渴引饮也。所以《金匮》云："渴欲饮水不止者，文蛤散主之"，则知文蛤专治内外水饮也。服文蛤不差，知邪不在少阴之经，定犯膀胱之本，当与五苓散无疑。(《伤寒缵论》卷上《太阳中篇》)

【原文】太阳病，寸缓关浮尺弱，其人发热汗出，复恶寒，不呕，但心下痞者，此以医下之也。如其未下者，病人不恶寒而渴，此转属阳明也。盖小便数者大便必硬，不更衣，十日无所苦也。渴欲饮水，少少与之，但以法救之，渴者宜五苓散。(244)

【解析】寸缓关浮尺弱，发热汗出，复恶寒，纯是太阳中风未罢之证。设非误下，何得心下痞结耶？如不误下，则心下亦不痞，而太阳证必渐传经，乃至不恶寒而渴，邪入阳明审矣。然阳明津液既随湿热偏渗于小便，则大肠失其润，而大便之硬与肠中结热自是不同，所以旬日不更衣，亦无所苦也。以法救之，去其湿热，救其津液，言与水及用五苓法也。今世用五苓，但知水谷偏注于大肠，用之利水而止泄，至于津液偏渗于小便，用之消渴而回津者，非仲景不能也。更衣，言易衣而如厕也。（《伤寒缵论》卷上《阳明下篇》）

缓脉者，从容和缓，不疾不徐，似迟而实未为迟。不似濡脉之指下绵软，虚脉之瞥瞥虚大，微脉之微细而濡，弱脉之细软无力也。仲景云：阳脉浮大而濡，阴脉浮大而濡。阴脉与阳脉同等者，名曰缓也。伤寒以尺寸俱微缓者，为厥阴受病。厥阴为阴尽复阳之界，故凡病后得之，咸为相宜。其太阳病，发热头痛，自汗脉浮缓者，为风伤卫证。以其自汗体疏，脉自不能紧盛也。缓为脾家之本脉，然必和缓有神，为脾气之充。若缓甚而弱，为脾气不足。缓而滑利，则胃气冲和。昔人以浮缓为伤风，沉缓为寒湿，缓大为风虚，缓细为痹湿。又以浮缓为风中于阳，沉缓为湿中于阴。盖湿脉自缓，得风以播之，则兼浮缓。寒以束之，则兼沉缓。若中于阴，则沉细微缓。以厥阴内藏风木之气，故脉虽沉，而有微缓之象也。（《诊宗三昧·师传三十二则》）

【原文】本以下之，故心下痞，与泻心汤痞不解，其人渴而口燥烦，小便不利者，五苓散主之。(156)

【解析】泻心诸方，开结荡热益虚，可谓其备，乃服之而痞不解，更加渴而口燥烦，小便不利者，五苓两解之法，正当主用。盖其功擅润津滋燥，导饮荡热，所以亦得为消痞满之良法也。（《伤寒缵论》卷下《脏结结胸篇》）

二、方药应用心得

此两解表里之药，故去覆取微汗。茯苓、猪苓味淡，所以渗水涤饮也；泽泻味咸，所以泄肾止渴也；白术味甘，所以燥脾逐湿也；桂枝味辛，所以散邪和荣也。欲兼温表，必用桂枝；专用利水，则宜肉桂，妙用全在乎此。若以其辛热而去之，则何能疏肝伐肾，通津利水乎？此逐内外水饮之首剂。《金匮》治心下支饮眩冒，用泽泻汤，治呕吐思水用猪苓散，随意取用二三味成方，总不出是汤也。《祖剂》云：五苓散，治伤寒温热病，表里未解，头痛发热，口燥咽干，烦渴饮水，或水入即吐，或小便不利，及汗出表解，烦渴不止，治瘦人脐下有动悸，吐涎沫而逆翻胃也。诸如此者，咸属水饮停蓄，津液固结，大小便结，但须增损合宜耳。(《伤寒缵论》卷下《正方》)

五苓散本治太阳经邪犯本，渴而小便不利，饮水即吐之水逆，故用二苓、泽、术，利水生津，又需桂以蒸动其津，则渴者自不渴矣，后人不达此义，每用五苓治阴虚泉竭之证，重涸其水，发热发渴，势必转加，岂方之咎欤？况有去桂而用四苓者，曷知此方全赖桂之辛温，则术不至壅满，用方者当须识此，无愧圣贤一脉。(《张氏医通》卷十六《祖方·五苓散》)

猪苓，甘淡微苦，平，无毒。《本经》主疟，解毒蛊疰不祥，利水道，久服轻身耐老。发明：猪苓入肾与膀胱血分，性善疏利经府，世人但知为利水专药，不知其有治疟蛊疰之功。仲景治消渴脉浮，小便不利微热者，猪苓散汗之。病欲饮水而复吐，名曰水逆，五苓散主之。猪苓专司引水之功，久服必损肾气，昏人目。利小便之剂无如此快，故不入补剂，非泽泻之比也。而《本经》又云，久服轻身耐老，是指素多湿热者而言，不可一律而推。(《本经逢原》卷三《寓木部》)

泽泻，甘咸微寒，无毒。白者良。利小便生用，入补剂盐酒炒。油者伐胃伤脾，不可用。《本经》主风寒湿痹乳难，养五脏，益气力，肥健消水；久服耳目聪明，不饥延年。发明：泽泻甘咸沉降，阴中之阳，入足太阳气分。《素问》治酒风身热汗出，用泽泻、生术、麋衔，以其利膀胱湿热也。《金匮》治支饮冒眩，用泽泻汤，以逐心下痰气也。治水蓄烦渴，小便不利，或吐，或泻，用五苓散，以泄太阳邪热也，其功长于行水。《本经》主风寒湿痹，言风寒湿邪着不得去，则为肿胀，为癃闭，用此疏利水道，则诸证自除。盖邪干空窍，则为乳难，为水闭。泽泻性专利窍，窍利则邪热自通，内无热郁则脏气安和，而形体肥健矣。所以素多湿热之人，久服耳目聪明，然亦不可过用。若水道过利则肾气虚。故扁鹊云，多服病患眼。今人治泄精多不敢用，盖为肾与膀胱虚寒而失闭藏之令，得泽泻降之，而精愈滑矣。当知肾虚精滑，虚阳上乘而目时赤者，诚为禁剂。若湿热上盛而目肿，相火妄动而精泄，得泽泻清之，则目肿退而精自藏矣，何禁之有。仲景八味丸用之者，乃取以泻膀胱之邪，非接引也。古人用补药，必兼泻邪，邪去则补药得力矣。（《本经逢原》卷二《水草部》）

三、 医案

徐子久患精滑，饮则面色愈青。此素常肝胆用事，肾气并伤，酒气皆行筋骨，所以不上潮于面。葛花胃药，用之何益？与五苓散加人参倍肉桂，服后食顷，溲便如皂角汁而安。（《伤寒绪论》卷下）

第二节　猪苓汤

一、 原文及解析

【原文】若脉浮，发热，渴欲饮水，小便不利者，猪苓汤主之。(223)

猪苓汤

猪苓去皮　茯苓　泽泻　滑石碎　阿胶各一两

上五味，以水四升，先煮四味，取二升去滓，内下阿胶烊消，温服七合，日三服。

【解析】渴欲饮水，小便不利。乃热结膀胱。津液固结之候。而见脉浮发热。太阳热邪循经发外也。故用猪苓汤以导热滋燥。慎勿因其发热而与发汗，重伤其阴，必致便血，故为切戒。（《张氏医通》卷七《大小府门·淋》）

【原文】少阴病，下利六七日，咳而呕渴，心烦不得眠者，猪苓汤主之。(319)

【解析】下利六七日，本热去寒起之时，其人呕渴，心烦不眠，不独热邪煎迫真阴，兼有水饮搏结，以故羁留不去，用猪苓汤以利水润燥，不治利而利自止也。(《伤寒缵论》卷下《温热病篇》)

【原文】阳明病，汗出多而渴者，不可与猪苓汤。以汗多，胃中燥，猪苓汤复利小便故也。(224)

【解析】太阳伤寒犯本，有五苓散两解一法，而阳明温热，复有猪苓汤导热滋干一法。然汗出多而渴者，不可服，盖阳明胃主津液，津液充则不渴，津液少则渴矣。故阳明热甚，必先耗其津液，加以汗多而夺之于外，复利其小便而夺之于下，则津液立亡而已。其脉浮，发热，渴欲饮水，小便不利而汗出少者，方可用猪苓汤。脉浮，发热，渴欲饮水，口干舌燥而汗出多者，则宜白虎加人参，其法已具上条。若脉沉，热蒸多汗，渴欲饮水，而小便黄赤不利者，又当从承气下之，以救阴为急也。(《伤寒缵论》卷下《温热病篇》)

二、方药应用心得

滑石，甘寒，无毒。色青赤者有毒。《本经》主身热泄澼，女子乳难癃闭，利小便，荡胃中积聚寒热，益精气。发明：滑石利窍，不独利小便也。上能散表，下利水道，为荡热散湿，通利六腑九窍之专剂。取甘淡之味，以清肺胃之气下达膀胱也。详《本经》诸治皆清热利窍之义。河间益元散通治表里上下诸热。解时气则以葱豉汤下。催生则以香油、浆水调服。暑伤心包则以本方加辰砂末一分，使热从手足太阳而泄也。惟元气下陷，小便清利及精滑者勿服。久病阴精不足内热，以致小水短少赤涩，虽有泄泻，皆为切禁。而《本经》又言益精气者，言邪热去而精气自复也。(《本经逢原》卷一《石部》)

阿胶，甘平微温无毒。辨真伪法：以顶有鬃文极圆正者为真，折之沉亮，不作屑，不作皮臭，蛤粉炒成珠，经月不软者为佳。东阿产者虽假犹无妨害，其水胶入木煤赝造，有伤脾气，慎不可用。《本经》主心腹内崩，劳极洒洒如疟状，腰腹痛，四肢酸疼，女子下血、安胎，久服轻身益气。发明：阿井本淄水之源，色黑性轻，故能益肺补肾。煎用乌驴必阳谷山中验其舌黑、其皮表里通黑者，用以熬胶，则能补血、止血。《本经》治心腹内崩，下血安胎，为诸失血要药。劳证咳嗽喘急，肺痿肺痈，润燥滋大肠，治下痢便脓血，所谓阴不足者补之以味也。(《本经逢原》卷四《兽部》)

第四章

柴胡汤类

第一节　小柴胡汤

一、原文及解析

【原文】伤寒五六日，中风，往来寒热，胸胁苦满，默默不欲饮食，心烦喜呕，或胸中烦而不呕，或渴，或腹中痛，或胁下痞硬，或心下悸，小便不利，或不渴，身有微热，或咳者，小柴胡汤主之。(96)

小柴胡汤

柴胡半斤　黄芩　人参　甘草各三两　半夏半升，洗　生姜三两，切　大枣十二枚，擘

上七味，以水一斗二升，煮取六升，去滓，再煎取三升，温服一升，日三服。

若胸中烦而不呕，去半夏、人参，加栝楼实一枚；若渴者，去半夏加人参，合前成四两半，栝楼根四两；若腹中痛者，去黄芩，加芍药三两；若胁下痞硬，去大枣，加牡蛎四两；若心下悸，小便不利者，去黄芩，加茯苓四两；若不渴，外有微热者，去人参，加桂三两，温覆取微汗愈；若咳者，去人参、大枣、生姜，加五味子半升、干姜二两。

【解析】少阳主半表半里之间，其邪入而并于阴则寒，出而并于阳则热，往来寒热无常期也。风寒之外邪，挟身中有形之痰，结聚于少阳之本位，所以胸胁满也。胸胁既满，胃中之水谷亦不消，所以默默不欲饮食，即昏昏之意，非静默也。心烦者，邪在胸胁逼处

心间也。或呕或不呕，或渴或不渴，诸多见证，各随人之气体，不尽同也，然总以小柴胡和法为主治，而各随见证以加减之耳。本方以柴胡为少阳一经之向导，专主往来寒热，谓其能升提风木之气也；黄芩苦而不沉，黄中带青，有去风热之专功，谓其能解散风木之邪也；半夏力能涤饮，胆为清净之腑，病则不能行清净之令，致寒饮沃于内，热邪淫于外，非此迅扫涎沫，则胆终不温，表终不解也；其用人参、甘草补中者，以少阳气血皆薄，全赖土膏资养，则木气始得发荣，即是胃和则愈之意；用姜枣和胃者，不过使半表之邪仍从肌表而散也。独怪后世用小柴胡，一概除去人参，加入耗气之药，此岂仲景立方本意哉？

胸为阳分，烦为阳邪，以阳邪留薄于胸中，故去半夏、人参之助阳，而加栝楼实以涤饮除烦也。渴为津液受伤，故去半夏之辛燥，而用栝楼根之清润，加用人参之甘以益津也。腹中痛者，为阳邪攻阴，以黄芩能伤胃中清阳之气，故去之；芍药专主阳邪传阴，为阴中伐木之要药，故滞下，亦咸用之。设阴寒腹痛自利，又为切禁也。胁下痞硬，为饮结于少阳部分，故去大枣之甘壅，而加牡蛎以软坚逐邪为务也。心下悸而小便不利，为水停心下，故去黄芩之苦寒助阴，而加茯苓以淡渗利水也。若不渴，外有微热者，知热邪未入于里，故去人参而加桂枝，温覆取微汗以解表也。若咳者为肺气受邪，故去参枣之益气，生姜之上气，而加干姜之辛散，兼五味之酸收，以散邪敛肺也。（《伤寒缵论》卷上《少阳篇》）

【原文】伤寒四五日，身热恶风，颈项强，胁下满，手足温而渴者，小柴胡汤主之。(99)

【解析】身热恶风，太阳证也；颈项强，太阳兼阳明证也；胁下满，少阳证也。本当从三阳合并病之例而用表法，但其手足温而加渴，外邪辐凑于少阳，而向里之机已著，倘更用辛甘发散之法，是重增其热而大耗其津也。故从小柴胡之和法，则阳邪自罢，而阴津不伤，一举而两得之矣。（《伤寒缵论》卷上《少阳篇》）

【原文】 伤寒，阳脉涩，阴脉弦，法当腹中急痛，先与小建中汤，不瘥者，小柴胡汤主之。（100）

【解析】 阳脉涩，阴脉弦，浑似在里之阴寒，所以腹中急痛，腹中急痛，则阴阳乖于中，而脾气不建矣。故以小建中之缓而和其急，腹痛止而脉不弦涩矣。若不瘥，则弦为少阳之本脉，而涩乃汗出不彻，腹痛乃邪传太阴之候，则用小柴胡以和阴阳，而升举其阴分之邪，为的当无疑矣。（《伤寒缵论》卷上《少阳篇》）

【原文】 血弱气尽，腠理开，邪气因入，与正气相搏，结于胁下，正邪分争，往来寒热，休作有时，默默不欲饮食，脏腑相连，其痛必下，邪高痛下，故使呕也，小柴胡汤主之。（97）

【解析】 申明上三条热入血室之由，尚恐"如结胸状"四字形容不尽，重以脏腑相连，邪高痛下，畅发病情。盖血室者，冲脉也，下居腹内，厥阴肝之所主也，而少阳之胆与肝相连，腑邪在上，脏邪在下，胃口逼处二邪之间，所以默默不欲食而但喜呕耳。（《伤寒缵论》卷上《少阳篇》）

【原文】 得病六七日，脉迟浮弱，恶风寒，手足温，医二三下之，不能食而胁下满痛，面目及身黄，颈项强，小便难者，与柴胡汤，后必下重。本渴而饮水呕者，柴胡汤不中与也，食谷者哕。（98）

【解析】 六七日无大热，手足温，邪气将入于里也。以脉迟浮弱，故尚留连肌表，恶风未除，反二三下之，致太阳之邪内陷，胃气虚寒不能食，胁下满痛，似痞非痞，面目及身黄，颈项强，小便难者，上下寒饮停结也，止宜五苓散解利，若认少阳，又与柴胡寒剂，必下重呕哕，皆亡津液，胃寒之征也。（《伤寒缵论》卷上《阳明下篇》）

弱脉者，沉细而软，按之乃得，举之如无。不似微脉之按之欲绝，濡脉之按之若无，细脉之浮沉皆细也。弱为阳气衰微之候。（《张氏医通》卷四《诸呕逆门》）

【原文】伤寒中风，有柴胡证，但见一证便是，不必悉具。凡柴胡汤病证而下之，若柴胡证不罢者，复与柴胡汤，必蒸蒸而振，却发热汗出而解。（101）

【解析】下之而证不罢，复与柴胡以升举之，使邪不致陷入阴分也。设见腹痛、烦躁等证，必当从去黄芩加芍药法矣。（《伤寒缵论》卷上《少阳篇》）

【原文】阳明病，发潮热，大便溏，小便自可，胸胁满不去者，小柴胡汤主之。（229）

【解析】此阳明少阳并病也。潮热者，阳明胃热之候。若大便溏，小便自可，则胃全不实，更加胸胁满不去，则证已兼见少阳矣。才兼少阳，即有汗下二禁，惟小柴胡一汤合表里而总和之，乃少阳一经之正治。故阳明少阳亦取用之，无别法也。（《伤寒缵论》卷下《合病并病篇》）

【原文】阳明病，胁下硬满，不大便而呕，舌上白苔者，可与小柴胡汤。上焦得通，津液得下，胃气因和，身濈然汗出而解也。（230）

【解析】此亦阳明少阳并病，不但大便溏为胃未实，即使不大便而见胁下硬满，呕与舌苔之证，则少阳为多，亦当从小柴胡汤分解阴阳，则上下通和，濈然汗出，而舌苔，呕逆，胁满之外证一时俱解矣。既云津液得下，则大便自行，亦可知矣。此一时表里俱彻，所以为当也。

"上焦得通，津液得下"八字，关系病机最切，风寒之邪，协津液而上聚膈中，为喘，为呕，为水逆，为结胸，常十居六七，是风寒不解，则津液必不得下，倘误行发散，不惟津液不下，且转增上逆之势，愈无退息之期矣。（《伤寒缵论》卷下《合病并病篇》）

【原文】伤寒五六日，头汗出，微恶寒，手足冷，心下满，口不欲食，大便难，脉细者，此为阳微结，必有表复有里也。脉沉亦在里也。汗出为阳微，假令纯阴结，不得复有外证，悉入在里，此为半在里半在外也。脉虽沉紧，不得为少阴病，所以然者，阴不得有汗，今头汗出，故知非少阴也。可与小柴胡汤，设不了了者，得屎而解。（148）

【解析】 阳微结者，阳分之邪微微结聚，不能传出于表也。注作阳气衰微，故阳气结聚，大差。果尔，则头汗出为亡阳之证，非半表半里之证矣。果尔，则阴结又是阴气衰微矣。玩本文"假令纯阴结"等语，谓阳邪若不微结，纯是阴邪内结，则不得复有外证，其义甚明。得屎而解，即前证过经十余日，用大柴胡分提使传之法也。（《伤寒缵论》卷上《少阳篇》）

头为诸阳之会，额上多汗而他处无者，湿热上蒸使然，或蓄血结于胃口，迫其津液上逆所致。蓄血头汗出，剂颈而还，犀角地黄汤。头汗小便不利，而渴不能饮，此瘀蓄膀胱也，桃核承气汤。胃热上蒸，额汗发黄，小水不利者，五苓散加茵陈，甚则茵陈蒿汤微利之。伤寒胁痛耳聋，寒热口苦，头上汗出，剂颈而还，属少阳，小柴胡加桂枝、苓、术和之。凡头汗，服和营卫逐湿豁痰理气散瘀药，或发寒热，下体得汗者，为营卫气通，日渐向愈之机也。食滞中宫，热气上炎，亦令头汗，生料保和丸，倍用姜汁炒川连。病后产后，悉属阳虚，误治必死。伤湿额上汗出，下之微喘者死，下后小便不利者亦死。（《张氏医通》卷九《杂门·头汗》）

【原文】 妇人中风七八日，续得寒热，发作有时，经水适断者，此为热入血室，其血必结，故使如疟状，发作有时，小柴胡汤主之。（144）

【解析】 中风七八日，表证已罢，经水不应断而适断，复见寒热如疟，必经行未尽而有结血，然经既行而适断，此为虚证，故不可泻，宜小柴胡和之。（《伤寒缵论》卷上《少阳篇》）

热入血室，发狂不识人，小柴胡加犀角、生地黄。（《张氏医通》卷六《神志门·狂》）

【原文】 妇人伤寒，发热，经水适来，昼日明了，暮则谵语，如见鬼状者，此为热入血室，无犯胃气及上二焦，必自愈。（145）

【解析】伤寒邪热在表，故经水来而不断，虽为热入血室，以气分不受邪，故昼日明了，但夜则谵语，候经尽热随血散自愈，不可刺期门，妄犯胃气，及用柴胡犯上二焦也。（《伤寒缵论》卷上《少阳篇》）

【原文】太阳病，十日已去，脉浮细而嗜卧者，外已解也；设胸满胁痛者，与小柴胡汤；脉但浮者，与麻黄汤。（37）

【解析】太阳病，十日已去，脉浮细，嗜卧，外证已去，其证有两：一为邪入少阴，阳邪传里之候；一为表邪解散不传之候。设见胸满胁痛，证属少阳，当用小柴胡无疑。倘脉尚见浮紧，虽证显少阳，仍当用麻黄汤开发腠理，使太阳之邪，仍从营分而散也。（《伤寒缵论》卷上《少阳篇》）

【原文】阳明中风，脉弦浮大而短气，腹都满，胁下及心痛，久按之气不通，鼻干，不得汗，嗜卧，一身及面目悉黄，小便难，有潮热，时时哕，耳前后肿，刺之小瘥，外不解，病过十日，脉续浮者，与小柴胡汤。（231）

【解析】此条阳明中风之证居七八，而中寒之证亦居二三。观本文不得汗及用麻黄汤，其义自见也。然此一证为阳明第一重证，以太阳之脉证既未罢，而少阳之脉证亦兼见，是阳明所主之位，前后皆邪，不能传散故也。夫伤寒之诀，起先惟恐传经，经传则变生，表邪传里，消烁津气也。其后惟恐不传经，不传经则势笃，虚不能传，邪无从泄也。仲景于此段中，特挈不传之妙理，千古无人看出，总不识其所言者为何事？讵知脉弦浮大而气反短，连腹都满者，邪不传也。胁下及心痛，乃至久按之气不通者，邪不传也。鼻干、不得汗、嗜卧，表里俱困，乃至一身及面目悉黄者，邪不传也。小便难，有潮热，时时哕，胃热炽盛，上下道穷，邪不传也。耳前后肿，刺之小差者，内邪不传，乃致外挟其血亦不散，但其肿小差也。外不解，过经十日，留连极矣。所谓"万物所归，无所复传"者，原为美事，孰知病邪归之而不传，反成如此危候耶！要知阳明之邪来自太阳，去自少阳，所以脉续浮者，与小柴胡汤，推其

邪使速往少阳去路也。(《伤寒缵论》卷上《阳明上篇》)

【原文】呕而发热者,小柴胡汤主之。(379)

【解析】厥阴之邪欲散,则逆上而还少阳,必发热而呕,以肝胆脏腑相连,故用小柴胡以升提厥阴之邪,从少阳而散也。(《伤寒缵论》卷上《厥阴篇》)

【原文】伤寒瘥已后更发热者,小柴胡汤主之。脉浮者,以汗解之;脉沉实者,以下解之。(394)

【解析】瘥已后更发热,乃余热在内,以热召热也。然余热要当辨其何在,不可泛然施治,以虚其虚,如在半表半里,则仍用小柴胡汤和解之法;如在表,则仍用汗法。如在里,则仍用下法,即互上条。汗用枳实栀子豉微汗之,下用枳实栀子豉加大黄微下之。(《伤寒缵论》卷下《杂篇》)

二、 方药应用心得

柴胡,即茈胡,苦平,无毒。入解表药生用,清肝炒熟用。《本经》主心腹肠胃中结气,饮食积聚,寒热邪气,推陈致新,明目益精。发明:柴胡能引清阳之气,从左上升,足少阳胆经之药。胆为清净之府,无出无入,禁汗吐下,惟宜和解,以其经居半表半里。《本经》治心腹肠胃结气,饮食积聚,寒热邪气,使清阳之气上升。而胃中留结宿滞亦得解散矣。仲景治伤寒寒热往来,胁痛耳聋,妇人热入血室,皆为必用。小儿五疳羸热,诸疟寒热,咸宜用之。痘疹见点后,有寒热或胁下疼热,于透表药内用之,不使热留少阳经中,则将来无切牙之患。虚劳寒热多有可用者。劳有五劳,病在五脏,若劳在肝胆心包络有热,或少阳经寒热,则柴胡为必用药。劳在脾胃有热,或阳气下陷,则柴胡乃引清气退热之药。惟劳在肺肾者,不可用。东垣补中益气用之者,乃引肝胆清阳之气上行,兼升达参、芪之力耳。疮疽用之者,散诸经血结气聚也。今人以细者名小柴胡,不知小柴胡乃汤名也,若大柴胡汤而用银州者,可乎?

按：柴胡为少阳经药，病在太阳，服之太早则引寇入门。病在阴经，用之则重伤其表，误人不可胜数。其性升发，病患虚而气升者忌之。呕吐及阴火炎上者勿服。若阴虚骨蒸服之，助其虚阳上逆，势必耗尽真阴而后已。奈何操司命之权者，多所未悟也。（《本经逢原》卷一《山草部》）

半边白滑舌：白苔见于一边，无论左右，皆属半表半里，宜小柴胡汤。左加葛根，右加茯苓。

白苔中红舌：此太阳初传经之舌也。无汗者发汗，有汗者解肌。亦有少阳经者，小柴胡汤加减。

白苔尖红舌：满舌白滑而尖却鲜红者，乃热邪内盛，而复感客寒入少阳经也，小柴胡汤加减。

白尖红根舌：舌尖苔白，邪在半表半里也。其证寒热、耳聋、口苦、胁痛、脉弦，小柴胡汤和解之。

紫尖蓓蕾舌：感寒之后，不戒酒食，而见咳嗽生痰，烦躁不宁，舌色淡紫，尖生蓓蕾，乃酒湿伤肺，味浓伤胃所致也，宜小柴胡汤加减治之。（《伤寒舌鉴》）

虚风伤卫而汗出者，黄芪建中汤，阳气虚者，加附子；若兼寒热者，小柴胡汤。（《张氏医通》卷十三《中风门·表虚自汗》）

但此经之要，全重在于胃气，所以小柴胡中必用人参。仲景云：胃和则愈，胃不和则烦而悸之语，乃一经之要旨也。（《张氏医通》《诸伤门·阴阳传中》）

寒热如疟，表里不和者，小柴胡为主药。至夜转甚者，加丹皮、山栀。日久虚劳，寒热不除者，柴胡四物汤、加味逍遥散。脾病则血气俱不宁，寒热往来，无有休息，故脾病如疟状也。元气虚人，遇劳即发寒热，此元气下陷之故。或劳力而发寒热，腿缝中结核作痛，谓之劳发，俱宜补中益气汤。病寒热间作，腕后有斑三五点、鼻中微血，两脉沉涩，胸膈四肢按之殊无大热，此脾胃气虚而挟微邪，理中汤去人参，加茯苓、煨葛根。郁怒而发寒热，逍遥散。内伤疟疾寒热，各具本门。伤寒寒热，不在此例。（《张氏医通》卷三《寒热门·寒热》）

经云：肝病者，两胁下痛引小腹，令人善怒，肝病内舍胸胁，邪在肝，则两胁下痛。肝热病者，胁满痛，胆动，病心胁痛，不可反侧，肝所生病，腋下肿胁痛，肺病传肝，胁痛出食，肝舍于胁，故胁痛多属于肝。然经筋所过挟邪而痛者，自有多端，不可执一，且左右者，阴阳之道路，故肝主阴血而属于左胁，脾主阳气而隶于右胁，左胁多怒伤或留血作痛，右胁多痰积或气郁作痛，其间七情六郁之犯，饮食劳动之伤，皆足以致痰凝气聚，血蓄成积。虽然，痰气亦有流于左胁者，然必与血相持而痛，血积亦有伤于右胁者，然必因脾气衰而致，其间虚实治法，可默悟矣。伤寒少阳胁痛，用小柴胡汤，硬满，加薄桂；不大便，加枳壳；兼胸胁满痛，加枳、桔；若不因伤寒而胁痛，身体微热，枳壳煮散。盖枳壳为治胁痛专药，诸方皆用之，寒气引胁下痛，枳实理中汤。(《张氏医通》卷五《诸痛门·胁痛》)

凡咳嗽，饮水一二口而暂止者，热嗽也；呷热汤而暂停者，冷嗽也。治热嗽，以小柴胡加桔梗；冷嗽，理中汤加五味。(《张氏医通》卷三《诸气门下·咳嗽》)

呕而发热者，小柴胡汤主之。呕而发热，邪在半表半里，逆攻而上也。虽非伤寒之邪，而病势则一，故即以小柴胡汤和之。(《张氏医通》卷四《诸呕逆门·呕吐哕》)

邪在胆经，木善上乘于胃，吐则逆而胆汁上溢，所以呕苦也，宜吴茱萸、黄连、茯苓、泽泻、生姜。邪在胆，逆在胃，胆液泄则口苦，小柴胡汤。胃气逆则呕苦，吴茱萸汤。(《张氏医通》卷四《诸呕逆门·呕苦》)

头摇有二证，风火相煽，卒然头摇，项背强痛，少阳经证也，小柴胡去参加防风。里实腹痛，不大便而头摇者，阳明腑证也，凉膈散、大柴胡选用。若老人及病后辛苦人，因气血虚，火犯上而鼓动者，十全大补汤、大建中汤并加羌活。(《张氏医通》卷五《诸痛门·头摇》)

妊妇尿血，热乘血分，以致流渗于脬，名子淋，导赤散。若因怒动肝火，小柴胡加山栀。若脾气下陷，及劳动脾火，补中益气加

茯苓、车前。若因厚味积热，加味清胃散。若因肝脾血热，加味逍遥散。（《张氏医通》卷十《妇人门上·诸血》）

妇人在草蓐，自发露得风，四肢苦烦热，头痛者，与小柴胡汤。头不痛但烦者，《千金》三物黄芩汤。自发露，谓自发衣露体得风，非邪外伤者，故不为自汗风病。盖产时天机开发，虽微风亦得入之，外感之风，内应之火合化，淫于四末，而作四肢苦烦热，上至于头作头痛，病在表里之间，故用小柴胡汤，主治少阳。若头不痛是无表也，惟肝胆风热内动，上膈作烦，故用黄芩退热，苦参养肝，熟地补血而益肾水，则肝胆之火宁矣。（《张氏医通》卷十一《妇人门下·产后》）

经曰：诸风掉眩，皆属于肝。肝属木，木得风则摇动，乃肝经火盛而生虚风也。便血者，风木摇动，则土受凌虐而不能统血也。或因乳母恚怒，风热炽盛，肝木伤脾，使清阳不升，亦有风邪侵入大肠者。治法：若因风热，柴胡清肝散。若因怒火者，小柴胡汤加白芍、丹皮。若清气不升，脾气下陷者，补中益气汤。肝经血热妄行者，六味地黄丸。脾土不能培肝木者，六君子加柴胡、钩藤钩。（《张氏医通》卷十一《婴儿门上·摇头便血》）

小儿疟疾，不越风食、乳癖、食积、痰积、挟惊、挟暑，与脾虚胃弱之不同。盖风则多寒，食则多热，乳癖则泄泻多哭，痰积则呕吐喘鸣，食积则腹胀下血，挟惊则发搐指冷，挟暑则昏睡壮热，脾虚则倦怠肢冷，胃虚则多渴少食。治法不离疏风消导豁痰，如小柴胡随证加减。

疟母，以小柴胡加鳖甲、桃仁丸服。大抵小儿肌腠疏薄，无汗者绝少。即使无汗，稍加桂枝。有汗，并加芍药，不必用知母、石膏、紫苏、羌活辈也。其有因乳母七情六淫所致者，又当以小柴胡、逍遥散之类，兼治乳母为当。（《张氏医通》卷十一《婴儿门上·疟》）

闻人规云：痘疮焮赤，大便不通，小便如血，或结痂毒，身痘破裂出血，乃内火炽盛失于解利，急用犀角地黄、小柴胡加生地黄、及四顺饮之类。（《张氏医通》卷十一《婴儿门下·焮赤》）

治伤寒有五法：曰汗，曰吐，曰下，曰温，曰和，皆一定之法。而少阳例中小柴胡汤，专一和解表里。少阳为阴阳交界，邪传至此，已渐向里。故用柴胡升发其邪，使从外解。即以人参挡截于中，不令内犯。更以半夏、黄芩清解在里之热痰。生姜、大枣并祛在表之邪气。又须甘草协辅参、柴，共襄匡正辟邪之功，真不易之法，无容拟议者也。其方后加减，乃法中之法，定而不移。至于邪气犯本，胆腑受病，而加龙骨、牡蛎。丸药误下，而加芒硝。屡下不解，引邪入里，心下急，郁郁微烦，而用大柴胡。为法外之法，变通无定，不可思议者也。（《张氏医通》卷十六《祖方》）

第二节 柴胡桂枝汤

一、 原文及解析

【原文】伤寒六七日，发热微恶寒，肢节烦疼，微呕，心下支结，外证未去者，柴胡桂枝汤主之。（146）

柴胡桂枝汤

柴胡四两 桂枝 人参 黄芩 芍药各一两半 甘草一两，炙 半夏二合半 生姜一两半，切 大枣六枚，擘

上九味，以水七升，煮取三升，去滓，温服一升。

【解析】支结者，支饮聚结于心下之偏傍，非正中也。伤寒至六七日，宜传经已遍，乃发热微恶寒，肢节烦疼，微呕，其邪尚在少阳之界，未入于里，虽心下支结，而外证未除，终非结胸可疑。故用柴胡桂枝，使太阳之邪仍从太阳而解，邪去而支饮自开矣。（《伤寒缵论》卷下《合病并病篇》）

二、 医案

贰守金令友之室，春榜蒋旷生之妹也。旷生乔梓，见其亢热昏乱，意谓伤寒，同舟邀往。及诊视之，是疟非寒，与柴胡桂枝汤四剂而安。（《张氏医通》卷四《寒热门》）

第三节　大柴胡汤

一、原文及解析

【原文】太阳病，过经十余日，反二三下之，后四五日，柴胡证仍在者，先与小柴胡汤，呕不止，心下急，郁郁微烦者，为未解也，与大柴胡汤下之则愈。(103)

大柴胡汤

柴胡半斤　黄芩二两　芍药三两　半夏半升，洗　枳实四枚，炙　大黄二两　生姜五两，切　大枣十二枚，擘

上八味，以水一斗二升，煮取六升，去滓，再煎，温服一升，日三服。

【解析】过经十余日，不知少阳证未罢，反二三下之，因而致变多矣。后四五日，柴胡证仍在，未有他变，本当两解表里，但其人之邪屡因误下，而深入不能传散，故必先用小柴胡，提其邪出半表，然后用大柴胡为合法也。

【原文】伤寒后，脉沉，沉者内实也，下之解，宜大柴胡汤。(辨可下病脉证并治第二十一)

【解析】详此条既曰伤寒后，必是传过三阳，因汗下太过伤其津液，所以脉沉而见内实证，然必其人脉虽沉实，而兼见弦紧，或大热虽去，时有微热不除，故主此汤，以尽少阳阳明内伏之余邪。设见沉实滑数，表证绝无者，又属承气证矣。(《伤寒缵论》卷上《阳明下篇》)

【原文】脉双弦而迟者，必心下硬，脉大而紧者，阳中有阴也，可以下之，宜大柴胡汤。(辨可下病脉证并治第二十一)

【解析】前条脉沉者宜下，则以大柴胡解之，此条上言脉双弦而迟，为寒饮内结，次言脉大而紧，为寒邪留伏，皆阳中伏有阴邪，并可以下，合用大柴胡无疑。不言当下，而曰可以下之，不言

主之，而曰宜者，以双弦而迟，似乎寒证，至大而紧，又与浮紧不殊，以其心下硬，故云可下，与脉浮而大，心下反硬，有热属脏者攻之同例。世本俱作"宜大承气汤"，传写之误也。大柴胡方中有半夏、生姜之辛温，以涤饮散寒，故可以治阳中伏匿之阴邪，若大承气纯属苦寒，徒伐中土之冲和，则痞结下利之变，殆所必至也。（《伤寒缵论》卷上《阳明下篇》）

弦脉者，端直以长，举之应指，按之不移。不似紧脉之状如转索，革脉之劲如弓弦也。弦为风木主令之脉，故凡病脉弦，皆阳中伏阴之象。虚证误用寒凉，两尺脉必变弦。胃虚冷食停滞，气口多见弦脉。伤寒以尺寸俱弦，为少阳受病。少阳为枢，为阴阳之交界。如弦而兼浮兼细，为少阳之本脉。弦而兼数兼缓，即有入腑传阴之两途。若弦而兼之以沉涩微弱，得不谓之阴乎？经言寸口脉弦者，胁下拘急而痛，令人啬啬恶寒，又伤寒脉弦细，头痛发热者属少阳。此阳弦头痛也，痛必见于太阳。阳脉涩，阴脉弦，法当腹中急痛，此阴弦腹痛也。痛必见于少腹，皆少阳部分耳。少阴病欲吐不吐，始得之，手足寒，脉弦迟者，此胸中实，当吐之。若膈上有寒饮干呕者，不可吐，急温之。详此，又不当以兼沉兼涩概谓之阴。弦迟为胸中实也，审证合脉，活法在人，贵在心手之灵活耳。历诊诸病之脉，属邪盛而见弦者，十常二三。属正虚而见弦者，十常六七。其于他脉之中，兼见弦象者，尤复不少。在伤寒表邪全盛之时，中有一部见弦，或兼迟兼涩，便是夹阴之候。客邪虽盛，急需温散。汗下猛剂，咸非所宜。即非时感冒，亦宜体此。至于素有动气怔忡，寒疝脚气，种种宿病，而挟外感之邪，于浮紧数大之中，委曲搜求，弦象必隐于内，多有表邪脉紧，于紧脉之中，按之渐渐减小，纵之不甚鼓指，便当弦脉例治。于浮脉之中，按之敛直；滑脉之中，按之搏指，并当弦脉类看。于沉脉之中，按之引引；涩脉之中，按之切切，皆阴邪内伏，阳气消沉，不能调和百脉，而显弦直之状，良非客邪紧盛之兆。迨夫伤寒坏病，弦脉居多；虚劳内伤，弦常过半。所以南阳为六残贼之首推也。他如病疟寒饮，一切杂病，皆有弦脉。按《金匮》云：疟脉自弦。弦数多热，弦迟多寒。弦小坚者下之瘥，弦迟者可温之，弦紧者可发汗针灸也。浮大者可吐之，弦数者风发也，以饮食消息主之。饮脉皆弦，双弦者寒也，偏弦者饮也。弦数者有寒饮，沉弦者悬饮内痛。他如腹痛鼓胀，胃反胸痹，癥瘕蓄血，中暍伤风，霍乱滞下，中气郁结，寒热痞满等病，种种皆有弦脉。总由中气少权，土败木贼所致。但以弦少弦多，以证胃气之强弱。弦实弦虚，以证邪气之虚实。浮弦沉弦，以证表里之阴阳。寸弦尺弦，以证病气之升沉。无论所患何证，兼见何脉，但以和缓有神，不乏胃气，咸为可治。若弦而劲细，如循刀刃，弦而强直，如新张弓弦，如循长竿，如按横格，皆但弦无胃气也。所以虚劳之脉，多寸口数大。尺中弦细搏指者，皆为损脉，卢扁复生奚益哉？（《诊宗三昧》）

【原文】伤寒发热，汗出不解，心中痞硬，呕吐而下利者，大柴胡汤主之。（165）

【解析】外邪不解，转入于里，心中痞硬，呕吐下利，攻之则碍表，不攻则里证已迫，计惟有大柴胡一汤，合表里而两解之也。（《伤寒缵论》卷下《脏结结胸篇》）

二、方药应用心得

此汤治少阳经邪，渐入阳明之腑，或误下引邪内犯，而过经不解之证，故于小柴胡方中，除去人参、甘草，助阳恋胃之味，而加芍药、枳实、大黄之沉降，以涤除热滞也，与桂枝大黄汤同义。彼以桂枝、甘草兼大黄，两解太阳误下之邪，此以柴胡、芩、半兼大黄，两解少阳误下之邪，两不移易之定法也。（《伤寒缵论》卷下《正方》）

白苔黄心舌：此太阳经初传阳明腑病舌也。若微黄而润，宜再汗。待苔燥里证具，则下之。若烦躁呕吐，大柴胡汤加减。亦有下淡黄水沫，无稀粪者，大承气汤下之。

白苔变黄舌：少阳证罢，初见阳明里证，故苔变黄色，兼矢气者，大柴胡汤下之。黄尖舌：舌尖苔黄，热邪初传胃腑也，当用调胃承气汤。如脉浮恶寒，表证未尽，大柴胡两解之。

黄苔灰根舌：舌根灰色而尖黄，虽比黑根少轻，如再过一二日，亦黑也，难治。无烦躁直视，脉沉而有力者，大柴胡加减治之。

灰中墨滑舌：淡淡灰色，中间有滑苔四五点如墨汁。此热邪传里，而中有宿食未化也，大柴胡汤。

灰黑尖干刺舌：舌尖灰黑有刺而干，是得病后犹加饮食之故。虽证见耳聋、胁痛、发热、口苦，不得用小柴胡，必大柴胡或调胃承气加消导药，方可取效。

紫上黄苔干燥舌：嗜酒之人伤于寒，至四五日，舌紫，上积干黄苔者，急用大承气下之。如表证未尽，用大柴胡汤。

紫上赤肿干焦舌：舌边紫而中心赤肿，足阳明受邪。或已下，便食酒肉，邪热复聚所致。若赤肿津润，大柴胡微利之。若烦躁厥逆脉伏，先用枳实理中，次用小承气。（《伤寒舌鉴》）

第四节　柴胡加芒硝汤

原文及解析

【原文】伤寒十三日不解，胸胁满而呕，日晡所发潮热，已而微利，此本柴胡证，下之而不得利，今反利者，知医以丸药下之，非其治也。潮热者实也，先宜小柴胡汤以解外，后以柴胡加芒硝汤主之。（104）

柴胡加芒硝汤

柴胡半斤　黄芩　人参　甘草各三两　半夏半升，洗　生姜三两，切　大枣十二枚，擘　芒硝六两

上八味，以水一斗二升，煮取六升，去滓，内芒硝，再煎取三升，温服一升，不解更服。

【解析】过经不解者，言三阳俱已传过，故其治在半表半里之间。胸胁满而呕，邪在少阳也；发潮热，里可攻也；微下利，便不硬也。以大柴胡分解表邪，荡涤里热，则邪去而微利亦自止耳。若误用圆药，则徒引热邪内陷而下利，表里俱不解也。故先用小

柴胡分提以解外邪，加芒硝以荡涤胃中之虚热也。(《伤寒缵论》
卷上《少阳篇》)

第五节　柴胡桂枝干姜汤

一、原文及解析

【原文】伤寒五六日，已发汗而复下之，胸胁满，微结，小便
不利，渴而不呕，但头汗出，往来寒热，心烦者，此为未解也，柴
胡桂枝干姜汤主之。初服微烦，复服汗出便愈。(147)

柴胡桂枝干姜汤

柴胡半斤　桂枝三两　干姜二两　栝楼根四两　黄芩三两　甘
草二两，炙　牡蛎二两，熬

上七味，以水一斗二升，煮取六升，去滓，再煎取三升，温服
一升，日三服。

【解析】五六日已发汗，邪虽未解而势已微，因误下之，微邪凝
聚于上焦，则肺气壅遏，所以渴而不呕，头汗出，往来寒热，心烦，
知邪气已入少阳之界，故为未解。因与柴胡、桂枝解太阳少阳之邪，
黄芩、甘草散内外之热，干姜主胃中寒饮，栝楼根治膈上热渴，牡蛎
以开胁下之微结也。服汤后反加微烦者，近世谓之药烦，以汗后津液
受伤，胃气虚热，不能胜药力也。必须复服，药胜病邪，方得汗出而
解。上二条皆太阳少阳并病。因本文中有支结微结，所以后世遂认结
胸，致节庵又以小柴胡加桔梗治痞结，亦不过治表邪初犯中焦者，方
克有效。若真结胸，则邪已因误下引入内结，非大小陷胸汤圆峻攻，
必不能解散也。(《伤寒缵论》卷下《合病并病篇》)

二、方药应用心得

栝楼根，即天花粉，苦寒，无毒。反乌附。《本经》主消渴身
热，烦满大热，补虚安中，续绝伤。发明：栝楼根性寒，降膈上热
痰，润心中烦渴，除时疾狂热，祛酒疸湿黄，治痈疡解毒排脓。
《本经》有安中补虚，续绝伤之称，以其有清胃祛热之功，火去则

中气安，津液复，则血气和，而绝伤续矣。其性寒降，凡胃虚吐逆，阴虚劳咳误用，反伤胃气，久必泄泻喘咳，病根愈固矣。凡痰饮色白清稀者，皆当忌用。

三、医案

贰守汤子端，恶寒发热，面赤足冷，六脉弦细而数，自言不谨后受寒，以为伤寒阴证，余曰：阴证无寒热例，与柴胡桂姜汤二服而痊。（《张氏医通》卷三《寒热门·疟》）

第六节 柴胡加龙骨牡蛎汤

一、原文及解析

【原文】伤寒八九日，下之，胸满烦惊，小便不利，谵语，一身尽重，不可转侧者，柴胡加龙骨牡蛎汤主之。（107）

柴胡加龙骨牡蛎汤

柴胡四两 半夏二合，洗 大黄二两 桂枝 人参 茯苓 生姜切 龙骨，熬 牡蛎，熬各一两半 铅丹一两，水飞 大枣六枚，擘

上十一味，以水八升，煮取四升，内大黄，切如棋子大，更煮一二沸，去滓，温服一升。

【解析】此系少阳之里证，诸家注作心经病，误也。盖少阳有三禁，不可妄犯，虽八九日过经下之，尚且邪气内犯，胃土受伤，胆木失荣，痰聚膈上，故胸满烦惊，惊者胆不宁，非心虚也。小便不利，谵语者，胃中津液竭也。一身尽重者，邪气结聚痰饮于胁中，故令不可转侧，主以小柴胡和解内外，逐饮通津，加龙骨、牡蛎以镇肝胆之惊，即是虚劳失精之人感寒，用桂枝汤加龙骨牡蛎同意。（《伤寒缵论》卷上《少阳篇》）

二、方药应用心得

此汤治少阳经邪犯本之证，故于本方中，除去甘草、黄芩，行

阳之味，而加大黄行阴，以下夺其邪，兼茯苓以分利小便，龙骨、牡蛎、铅丹，以镇肝胆之怯，桂枝以通血脉之滞也，与救逆汤同义。彼以桂枝、龙骨、牡蛎、蜀漆镇太阳经火逆之神乱，此以柴胡兼龙骨、牡蛎、铅丹，镇少阳经误下之烦惊，亦不易之定法也。（《伤寒缵论》卷下《正方》）

　　铅丹，一名黄丹，辛微寒，无毒。《本经》治吐逆胃反，惊痫癫疾，除热下气。铅丹体重性沉，味兼盐矾，而走血分，能坠痰止疟。《本经》言：止吐逆胃反，治惊痫癫疾，除热下气，取其性重以镇逆满也。仲景柴胡龙骨牡蛎汤用之，取其入胆以祛痰积也；但内无积滞，误服不能无伤胃夺食之患。敷疮长肉、坠痰杀虫，皆铅之本性耳。目暴赤痛，铅丹蜜调贴太阳穴立效。（《本经逢原》卷一《金部》）

第七节　四逆散

一、原文及解析

【原文】少阴病，四逆，其人或咳，或悸，或小便不利，或腹中痛，或泄利下重者，四逆散主之。（318）

　　四逆散

　　甘草，炙　枳壳，炙干　柴胡　芍药

　　上四味，各十分，捣筛，白饮和服方寸匕，日三服。

　　咳者，加五味子、干姜各五分，并主下利；悸者，加桂枝五分；小便不利者，加茯苓五分；腹中痛者，加附子一枚，炮令折；泄利下重者，先以水五升，煮薤白三升，煮取三升，去滓，以散三方寸匕，内汤中，煮取一升半，分温再服。

【解析】四肢为诸阳之本，阳邪传至少阴，陷入于里，而不能交通阳分，乃至四逆下利，其中土之阳气亦伤，所以亟用柴胡升陷内之阳邪，枳实破内滞之结热，甘草助脾胃之阳运，芍药收失位之阴津，允为和解少阴，阴阳痞隔之定法。慎不可以其阳热内结，而用下法也。盖伤寒以阳为主，四逆有阴进之象，若复用苦寒攻之，则阳益亏，所以有诸四逆者不可下之之戒。

此证虽属少阴，而实脾胃不和，故尔清阳之气不能通于四末，是用四逆散清理脾胃，而散阴分之热滞，乃正治也。至于腹中痛者加附子，于此不能无疑。盖阳邪内陷之腹痛，只宜小建中和之，而此竟用附子者，以其证虽属阳邪，必其人内有沉寒结滞不散，更兼形体素丰，可受阳药，方可加热药于清理脾胃剂中，仍是用和之法，而非温经助阳之义。观下文即云泄利下重者加薤白，则知热滞虽得下利，究竟不能速通，所以急行涤垢为务，即咳加五味子、干姜，总是从治之法，慎勿以其用热治热而致惑也。(《伤寒缵论》卷上《少阴篇》)

二、 方药应用心得

四逆散治热邪传入少阴厥逆。小柴胡汤去人参、半夏、黄芩、姜、枣，加枳实、芍药等，分为散，饮服方寸匕，日三服。凡病各有真假，真者易见，假者难辨，差之毫厘，迥乎冰炭。试以伤寒之厥逆辨之，其始病便见者为直中寒厥，五六日热除而见者为传经热厥，寒厥真而热厥假也。热厥之治，惟四逆散得之，细推其邪，从阳入阴必由少阳而达，亦无不由太阴竟入少阴之理，故首推柴胡为来路之引经，亦借以为去路之向导，用枳实者，扫除中道，以修整正气复回之路也。夫阴为阳扰，阳被阴埋，舍和别无良法，故又需芍药以和其营，甘草以和其胃，胃气和而真阳敷布，假证愈而厥逆自除。但方后加减纷庞，寒热互用，非随证而推逆顺之机，难以语此。如悸，加桂枝，小便不利，加茯苓；泄利下重，加薤白，皆阴为阳扰，随其攸利而开泄。咳利，加五味、干姜；腹痛，加附子，是阳被阴埋，急须焕发以克复之。与厥阴例中，当归四逆加吴茱萸同法，须知真证正治，假证间取，总不出此方之模范也。至若二经热邪亢极而厥，自有大承气下夺之法，又非四逆散、当归四逆之和法可例治也。(《张氏医通》卷十六《祖方》)

病四五日，未经发汗，邪热渐深。少有微渴，过饮生冷，停积胸中，营热胃冷，故令发热烦躁，四肢逆冷，而苔白干浓，满口白屑，宜四逆散加干姜。(《伤寒舌鉴》)

第五章

栀子豉汤类

第一节　栀子豉汤、栀子甘草豉汤、栀子生姜豉汤

一、原文及解析

【原文】伤寒五六日，大下之后，身热不去，心下结痛者，未欲解也，栀子豉汤主之。(78)

【原文】发汗若下之，而烦热胸中窒者，栀子豉汤主之。(77)

【原文】发汗后，水药不得入口为逆，若更发汗，必吐下不止。发汗吐下后，虚烦不得眠，若剧者必反覆颠倒，心中懊侬，栀子豉汤主之。若少气者，栀子甘草豉汤主之。若呕者，栀子生姜豉汤主之。(76)

栀子豉汤

栀子十四枚，擘　香豉四合，丝绵裹定

上二味，以水四升，先煮栀子，得二升半，内豉煮取一升半，去滓，分为二服，温进一服，得吐者，止后服。

栀子生姜豉汤

栀子十四枚，擘　香豉四合，丝绵裹　生姜一两

上三味，以水四升，先煮二升，去滓，再煎至一升半，去滓，分为二服，温冷服即吐愈。

栀子甘草豉汤

栀子十四枚，擘　香豉四合，绵裹　甘草

上三味，以水四升，先煮药物，得二升半，内豉，煮取一升半，去滓，分为二服，温三服。得吐者，止后服。

【解析】水药不得入口为逆，言水逆也。若更发汗，必吐下不止者，以其原有蓄积痰饮，发汗徒伤胃中清阳之气，必致中满，若更与发汗，则水饮上蒸而为吐逆，下渗而为泄利矣。凡发汗药皆然，不独桂枝当禁，所以太阳水逆之证，不用表药，惟五苓散以导水，服后随溉热汤以取汗，所谓两解表里之法也。(《伤寒缵论》卷上《太阳中篇》)

胸中窒塞，窒比结痛则较轻也，虚烦不得眠，即下条卧起不安之互辞也，反覆颠倒，心中懊恼，乃邪退正虚，而余邪阻滞，不能传散，无可奈何之状也。此时将汗之乎？下之乎？和之乎？温之乎？仲景巧用栀子豉汤，涌载其余邪于上，使一叶而尽传尤余。然惟无形之虚烦，用此为宜，若涌吐实烦，仲景别有瓜蒂散，则非栀子所能也。乃闪汗吐下后，胸中气不足，最虚之处，便是容邪之处，若正气暴虚，余邪不尽，则仲景原有炙甘草一法，宁敢妄涌以犯虚虚之戒？(《伤寒缵论》卷上《太阳下篇》)

【原文】阳明病，脉浮而紧，咽燥口苦，腹满而喘，发热汗出，不恶寒，反恶热，身重。若发汗则躁，心愦愦，反谵语。若加烧针，必怵惕烦躁不得眠。若下之，则胃中空虚，客气动膈，心中懊恼，舌上苔者，栀子豉汤主之。(221)

【解析】此伏气因感客邪而发，故脉见浮紧也。然浮紧之脉，而见发热汗出，不恶寒，反恶热之证，虽是温病，却与伤寒之阳明不异。加以咽燥口苦，腹满而喘，身重，明系温热之候，所以汗下烧针俱不可用，宜其黄芩、白虎主治也。更兼风寒客气在膈，故舌上苔滑，而黄芩辈又禁用，则当涌以栀子豉汤，此治太阳而无碍阳明矣。若前证更加口干舌燥，则宜白虎汤以解热生津。若更加发热烦渴，小便不利者，又为热耗阳明津液，更宜猪苓汤以导热滋干。总由客邪寒气在胃，难用黄芩、白虎辈寒药，故别寻傍窦，以散热邪耳。伤寒，小便不利，以脉浮者属气分，五苓散；脉沉者属血分，猪苓汤。而温热病之小便不利，脉浮者属表证，猪苓汤；脉沉者属里证，承气汤。伤寒自气分而传入血分，温热由血分而发出气分，不可以此而碍彼也。(《伤寒缵论》卷下《温热》)

【原文】下利后，更烦，按之心下濡者，为虚烦也，宜栀子豉汤。(375)

【解析】已下利而更烦，似乎邪未尽解，然必心下濡而不满，则为虚烦，与阳明误下，胃虚膈热之证颇同，故俱用涌法也。(《伤寒缵论》卷上《厥阴篇》)

二、 方药应用心得

仲景太阳例中，用栀子豉汤有三，皆主汗下后虚邪不解之证，其栀子必取肥者生用，一吐而膈上之邪与火俱散也。若其时行疫疠，头痛发热，此汤加葱白最捷，多有服之不吐者，胃气强也，加薤汁服之，或以鹅翎探之，或借用以清解膈上郁结之火，不欲其吐，又须山栀炒黑用之，便屈曲下行小便矣。如卫气素虚人感冒客邪，自汗多者，此方中香豉须炒熟用之。至于少气，为胃气之虚，则加甘草以缓调之，呕为痰饮之逆，则加生姜以开豁之，下后心烦腹满，明是浊气内陷，乃于本方除去香豉表药，加枳、朴以涌泄之。丸药大下后，身热不去，微烦，明是虚火外扰，本方亦不用香豉，而加干姜以温顺之。其有身黄发热，明是湿邪郁发，亦于本方去香豉，而加柏皮以苦燥之。下后劳复食复，明是正不胜邪，本方加枳实以清理其内，用清浆水煮，取味微酸，使之下行而不上越也。若有宿食，则加大黄如博棋子大五六枚，同一栀子豉法，功用之妙，神化莫测，非庸俗所能拟议也。(《张氏医通》卷十六《祖方》)

栀子涌膈上虚热，香豉散寒热恶毒，能吐能汗，复汗下后虚烦不解之圣药。若呕，则加生姜以涤饮；少气，则加甘草以缓中；心烦腹胀，则去香豉而加枳朴，邪在上而不在中也。丸药伤胃，则去香豉而加干姜，涌泄而兼安中之意也。故欲涌虚烦，必先顾虑中气，所以病人有大便溏者，不可吐。(《伤寒缵论》卷下《正方》)

栀子，苦寒，无毒。入吐剂取肥栀生用，入降火药以建栀、姜汁炒黑用。《本经》主五内邪气，胃中热气，面赤酒疱，皶鼻白癞，赤癞疮疡。发明：栀子仁体性轻浮，专除心肺客热。《本经》治五内邪气，胃中热气等病，不独除心肺客热也。其去赤癞白癞疮疡者，诸痛痒疮，皆属心火也。炮黑则专泻三焦之火及痞块中火，最清胃脘之血，屈曲下行能降火，从小便中泄去。仲景治伤寒发汗吐下后虚烦不得眠，心中懊憹，栀子豉汤主之。因其虚故不用大黄，即亡血亡津。内生虚热，非此不去也。治身黄发热，用栀子柏皮汤。身黄腹满小便不利，用茵陈栀子大黄汤，取其利大小便，而蠲湿热也。古方治心痛恒用栀子，此为火气上逆，气不得下者设也，今人泥丹溪之说，不分寒热通用，虚寒何以堪之？大苦大寒能损伐胃气，不无减食泄泻之虞。故仲景云，病人旧有微溏者不可与之。世人每用治血，不知血寒则凝，反为败证。治实火之吐血顺气为先，气行则血自归经。治虚火之吐血养正为主，气壮则自能摄血，此治疗之大法，不可少违者也。（《本经逢原》卷三《灌木部》）

淡豆豉，用黑豆淘净，伏天水浸一宿，蒸熟摊干，蒿覆三日，候黄色取晒，下瓮筑实，桑叶浓盖，泥封七日取出，又晒，酒拌入瓮，如此七次，再蒸如前即是。主伤寒头疼，寒热烦闷，温毒发斑，瘴气恶毒。入吐剂发汗。并治虚劳喘吸，脚膝疼冷，大病后胸中虚烦之圣药。合栀子治心下懊憹，同葱白治温病头痛。兼人中黄、山栀、腊茶，治瘟热疫疠，虚烦喘逆。与甘、桔、葳蕤，治风热燥咳，皆香豉为圣药。盖瓜蒂吐胸中寒实，豆豉吐虚热懊憹。得葱则发汗，得盐则涌吐，得酒则治风，得薤则治痢，得蒜则止血，生用则发散，炒熟则止汗，然必江右制者方堪入药。入发散药，陈者为胜，入涌吐药，新者为良。（《本经逢原》卷三《谷部》）

经云：夏脉者，心也，其不及者，令人烦心。肝虚肾虚脾虚，皆令人体重烦冤，是知烦多生于虚也。大凡津液去多，五内枯燥而烦者，八珍汤加竹叶、枣仁、麦冬。营血不足，阳盛阴微而烦者，当归补血汤下朱砂安神丸，或生脉散加归、地、枣仁、竹茹之属，肾水下竭。心火上炎而烦者，大剂生料六味丸，少用肉桂为引导，肥人虚烦，不眠不饮，温胆汤。大病后有余热，呕吐咳逆，虚烦不安，竹叶石膏汤。五心烦热，口干唇燥，胸中热闷，千金竹叶汤。虚烦懊憹，颠倒不安，栀子豉汤，不应，加犀角、黑参。久病余热不止，虚烦不安，卧寐不宁，六味丸加枣仁。烦而小便不利，五苓散加辰砂、滑石。烦而呕，不喜食，《金匮》橘皮竹茹汤。(《张氏医通》卷六《虚烦》)

第二节 栀子厚朴汤

一、 原文及解析

【原文】伤寒下后，心烦，腹满，卧起不安者，栀子厚朴汤主之。(79)

栀子厚朴汤

栀子十四枚，擘 厚朴四两，姜炙 枳实四枚，炙

以上三味，以水三升半，煮取一升半，去滓，分二服，温进一服。得吐者，止后服。

【解析】满而不烦，即里证已具之实满；烦而不满，即表证未罢之虚烦；合而有之，且卧起不安，明是邪凑胸表腹里之间。故取栀子以快涌其胸中之邪，而合厚朴、枳实以泄腹中之满也。(《伤寒缵论》卷上《太阳下篇》)

二、 方药应用心得

枳实，辛苦平，无毒。《本经》止痢长肌肉，利五脏，益气轻身。发明：枳实入肝脾血分，消食泻痰，滑窍破气，心下痞及宿食不消并宜枳术。故洁古枳术丸以调脾胃，实祖《金匮》治心下坚大如盘。用枳实白术汤之法，腹即软消。洁古曰：心下痞及宿食不消发热并宜枳实、黄连。好古曰：益气则佐之以参、术、干姜，破气则佐之以大黄、芒硝，此《本经》所以言益气，而洁古复言消瘀也。李士材云：自东垣分枳壳治高，枳实治下。好古分枳壳治气，枳实治血，然究其功用皆利气也。凡气弱脾虚致停食痞满，治当补

中益气，则食自化，痞自散。若用枳壳、积实是抱薪救火也。(《本经逢原》卷三《灌木部》)

第三节　栀子干姜汤

原文及解析

【原文】伤寒，医以丸药大下之，身热不去，微烦者，栀子干姜汤主之。(80)

栀子干姜汤

栀子十四枚，擘　干姜二两

上二味，以水三升半，煮取一升半，去滓，分二服，温进一服。得吐者，止后服。

【解析】丸药大下之，徒伤其中时不能荡涤其邪，故栀子合干姜用之，亦温中散邪之法也。(《伤寒缵论》卷上《太阳下篇》)

【原文】凡用栀子豉汤，病人旧微溏者，不可与服之。(81)

【解析】旧有微溏，则大肠易动，服此不惟不能上涌，反为下泄也。(《伤寒缵论》卷上《太阳下篇》)

第四节　枳实栀子豉汤

一、原文及解析

【原文】大病瘥后劳复者，枳实栀子豉汤主之。若有宿食者，加大黄如博棋子大五六枚。(393)

枳实栀子豉汤

枳实三枚　栀子十四枚，熬　黑豉一升，绵裹

上三味，以清浆水七升，空煮取四升，内枳实、栀子，煮取二升，下豉更煮五六沸，去滓，分温再服，覆令微似汗。

【解析】劳复乃起居作劳，复生余热之病，方注作女劳复，大

谬。女劳复者，自犯伤寒后御女之大戒，多死少生，岂有反用下泄之理？《太阳下篇》，下后身热，或汗吐下后，虚烦无奈，用本汤之苦以吐撤其邪，此非用吐法也，乃加枳实于栀子豉中，以发其微汗，而祛胸中虚热，正《内经》火淫所胜，以苦发之之义。若有宿食留结，急加大黄下夺之，不可稍延，则热持不去，真阴益困矣。观方中用清浆水七升，空煮至四升，然后入药同煮，全是欲其水之熟而趋下，不至上涌耳。所以又云：覆令微似汗，精义入神。（《伤寒缵论》卷下《杂篇》）

二、 方药应用心得

汗后食复而见红尖紫刺，证甚危急，枳实栀子豉汤加大黄下之，仍刮去芒刺，不复生则安，再生则危。（《伤寒舌鉴》）

以水空煎候熟极煮药，名清浆水，取其下趋不至上涌也。（《本经逢原》卷一《水部》）

第五节　栀子柏皮汤

一、 原文及解析

【原文】伤寒身黄发热者，栀子柏皮汤主之。(261)

栀子柏皮汤

栀子十五枚　柏皮二两　甘草一两

上三味，以水四升，煮取一升半，去滓，分温再服。

【解析】此太阳原有寒湿，因伤寒发汗，气蒸而变热，故得发出于外，原非表邪发热之谓。故以栀子清肌表之湿热，黄柏去膀胱之湿热，甘草和其中外也。

热已发出于外，自与内瘀不同，正当随热势清解其黄，使不留于肌表之间。前条热瘀在里，故用麻黄发之，此条发热在表反不用麻黄者，盖寒湿之证，难于得热，热则其势外出而不内入矣，所谓于寒湿中求之，不可泥伤寒之定法也。（《伤寒缵论》卷上《太阳下篇》）

二、方药应用心得

黄柏，苦寒，无毒。生用降实火。酒制治阴火上炎。盐制治下焦之火。姜制治中焦痰火，姜汁炒黑治湿热。盐酒炒黑治虚火。阴虚火盛，面赤戴阳，附子汁制。《本经》主五脏肠胃中结热，黄疸肠痔，止泄痢，女子漏下赤白，阴伤蚀疮。檀桓主心腹百病，安魂魄，不饥渴，久服轻身延年通神。

黄柏苦燥，为治三阴湿热之专药。详《本经》主治皆湿热伤阴之候，即漏下赤白，亦必因热邪伤阴，火气有余之患，非崩中久漏之比。其根治心腹百病，魂魄不安，皆火内亢之候。仲景栀子柏皮汤治身黄发热得其旨矣。

黄柏味厚而降，入肾经血分。凡肾水膀胱不足，诸痿厥无力，于黄芪汤中加用，使两足膝中气力涌出，痿弱即愈。黄柏、苍术乃治痿要药。凡下焦湿热肿痛，并膀胱火邪，小便不利及黄涩者并宜，黄柏、知母为君，茯苓、泽泻为佐。凡小便不通而渴者，邪热在气分，主治在肺不能生水。不渴者，邪热在血分，主治在膀胱不能化气，亦宜黄柏、知母。昔人病小便不通，腹坚如石，脚腿裂水，双睛凸出，遍服治满利小便药不效，此膏粱积热损伤肾水，致膀胱不化火气，上逆而为呕哕，遂以滋肾丸主之。方用黄柏、知母，入桂为引导，服少时，前阴如火烧，溺即涌出，顾盼肿消。《金匮》治误食自死，六畜肉中毒，用黄柏屑捣服方寸匕解之，不特治膏粱积热。盖苦以解毒，寒以泄热也。大抵苦寒之性利于实热，不利于虚热。凡脾虚少食，或呕或泻或好热恶寒，或肾虚五更泄泻，小便不禁，少腹冷痛，阳虚发热，瘀血停止，产后血虚发热，痈疽肿后发热，阴虚小便不利，痘后脾虚小便不利，血虚烦躁不眠等证，法皆忌之。(《本经逢原》卷三《乔木部》)

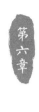

泻心汤类

第一节 大黄黄连泻心汤

一、原文及解析

【原文】心下痞，按之濡，其脉关上浮者，大黄黄连泻心汤主之。（154）

大黄黄连泻心汤

大黄二两 黄连一两

上二味，以麻沸汤二升渍之，须臾绞去滓，分温再服。（麻沸汤者，言滚沸如麻也）

【解析】若按之自濡，而不满硬，乃是浊气挟湿热痞聚于心下，则与外邪无预也。浊气上逆，惟苦寒可泻之。

【原文】伤寒大下后，复发汗，心下痞，恶寒者，表未解也，不可攻痞，当先解表。表解，乃可攻痞。解表宜桂枝汤，攻痞宜大黄黄连泻心汤。（164）

【解析】大下之后复发汗，先里后表，颠倒差误，究竟已陷之邪，痞结心下，证兼恶寒，表邪不为汗衰，即不可更攻其痞，当先行解肌之法以治外，外解已后，乃用大黄、黄连攻其湿热凝聚之痞，方为合法耳。（《伤寒缵论》卷下《脏结结胸篇》）

二、方药应用心得

以新汲水煮沸如麻，名麻沸汤，取其轻浮以散结热也。（《本经逢原》卷一《水部》）

黄连，苦寒，无毒。产川中者，中空，色正黄，截开分瓣者为上，云南水连次之，日本吴楚为下。治心脏火生用。治肝胆实火，猪胆汁炒。治肝胆虚火，醋炒褐色。治上焦火，酒炒。中焦火，姜汁炒。下焦火，盐水炒。气分郁结肝火，煎吴茱萸汤炒。血分块中伏火，同干漆末炒。食积火，黄土拌炒。解附子、巴豆、轻粉毒，忌猪肉。《本经》主热气目痛眦伤泪出，明目，肠澼，腹痛下痢，妇人阴中肿痛。发明：黄连性寒味苦，气薄味浓，降多升少，入手少阴、厥阴。苦入心，寒胜热，黄连、大黄之苦寒以导心下之实热，去心窍恶血。仲景九种心下痞、五等泻心汤皆用之。泻心者，其实泻脾，实则泻其子也。下痢胃口虚热口噤者，黄连、人参煎汤，时时呷之，如吐再饮。但得一呷下咽便好。诸苦寒药多泻，惟黄连、芩、柏性寒而燥，能降火去湿止泻痢，故血痢以之为君。今人但见肠虚渗泄微似有血，不顾寒热多少，便用黄连，由是多致危殆。至于虚冷白痢，及先泻后痢之虚寒证，误用致死者多矣。诸痛疡疮，皆属心火。眼暴赤肿痛不可忍，亦属心火。兼挟肝邪俱宜黄连、当归。治痢及目为要药，故《本经》首言治热气目痛，及肠腹痛之患，取苦燥之性，以清头目、坚肠胃、祛湿热也。妇人阴中肿痛，亦是湿热为患，尤宜以苦燥之。古方治痢香连丸，用黄连、木香。姜连散用干姜、黄连。左金丸用黄连、吴茱萸。治消渴用酒蒸黄连。治口疮用细辛、黄连。治下血用黄连、葫蒜，皆是寒因热用，热因寒用，而无偏胜之害。然苦寒之剂，中病即止，岂可使肃杀之令常行，而伐生发冲和之气乎。医经有久服黄连、苦参反热之说，此性虽寒，其味至苦，入胃则先归于心，久而不已，心火偏胜则热，乃其理也。近代庸流喜用黄连为清剂，殊不知黄连泻实火。若虚火而妄投，反伤中气，阴火愈逆上无制矣。故阴虚烦热、脾虚泄泻，五更肾泄，妇人产后血虚烦热、小儿痘疹气虚作泻，及行浆后泄泻，并皆禁用。

黄芩，苦寒，无毒。中空者为枯芩入肺，细实者为子芩入大肠，并煮熟酒炒用。《本经》主诸热黄疸，肠澼泄利，逐水下血闭，治恶疮疽，蚀火疡。黄芩苦燥而坚肠胃，故湿热黄疸、肠澼泻痢为必用之药。其枯芩性升，入手太阴经，清肌表之热。条芩性降，泻肝胆大肠之火，除胃中热。得酒炒上行，主膈上诸热。得芍药、甘草治下痢脓血、腹痛后重、身热。佐黄连治诸疮痛不可忍。同黑参治喉间腥臭。助白术安胎，盖黄芩能清热凉血，白术能补脾统血也。此惟胎热升动不宁者宜之；胎寒下坠及食少便溏者，慎勿混用。丹溪言黄芩治三焦火。仲景治伤寒少阳证，用小柴胡汤。汗下不解，胸满心烦用柴胡桂姜汤。温病用黄芩汤。太阳少阳合病用葛根黄芩黄连汤。心下痞满用泻心汤。寒格吐逆用干姜黄芩黄连人参汤等方，皆用黄芩以治表里诸热，使邪从小肠而泄，皆《本经》主诸热之纲旨。其黄疸肠澼泻痢之治，取苦寒以去湿热也。逐水下血闭者，火郁血热之所致，火降则邪行，水下血闭自通矣。昔人以柴胡去热不及黄芩，盖柴胡专主少阳往来寒热，少阳为枢，非柴胡不能宣通中外。黄芩专主阳明蒸热，阳明居中，非黄芩不能开泄蕴隆。一主风木客邪，一主湿土蕴着，讵可混论？芩虽苦寒，毕竟治标之药，惟躯壳热者宜之。若阴虚伏热，虚阳发露，可轻试乎。其条实者兼行冲脉，治血热妄行。古方有一味子芩丸，治妇人血热，经水暴下不止者最效。若血虚发热，肾虚挟寒，及妊娠胎寒下坠，脉迟小弱皆不可用，以其苦寒而伐生发之气也。

第二节　附子泻心汤

原文及解析

【原文】心下痞，按之濡，其脉关上浮者，大黄黄连泻心汤主之。心下痞，而复恶寒汗出者，附子泻心汤主之。(155)

附子泻心汤

大黄二两　黄连　黄芩各一两　附子一枚，炮去皮，破，别煮取汁

上四味，切三味，以麻沸汤二升渍之，须臾绞出滓，内附子汁，分温再服。

【解析】上条大黄黄连泻心之法，即为定药。若恶寒汗出，虽

有湿热痞聚于心下，而挟阳虚阴盛之证，故于大黄黄连泻心汤内，另煎附子汁和服，以各行其事，共成倾否之功。即一泻心汤方中，法度森森若此。（《伤寒缵论》卷下《脏结结胸篇》）

第三节　半夏泻心汤

一、原文及解析

【原文】伤寒五六日，呕而发热者，柴胡汤证具，而以他药下之，柴胡证仍在者，复与柴胡汤，此虽以下之，不为逆，必蒸蒸而振，却发热汗出而解。若心下满而硬痛者，此为结胸也。大陷胸汤主之。但满不痛者，此为痞，柴胡汤不中与之，宜半夏泻心汤。（149）

半夏泻心汤

半夏半升，洗　干姜　甘草炙　人参　黄芩各二两　黄连一两大枣十二枚，擘

上七味，以水一斗，煮取六升，去滓，再煮取三升，温服一升，日三服。

【解析】五六日呕而发热，为太阳之本证。盖呕多属阳明，然有太阳邪气未罢，欲传阳明之候；有少阳邪气在里，逆攻阳明之候。所以阳明致戒云：呕多虽有阳明证，不可攻之，恐伤太阳少阳也。此本柴胡证，误用下药，则邪热乘虚入胃，而胆却受寒，故于生姜泻心汤中去生姜之走表，君半夏以温胆，兼芩连以除胃中邪热也。泻心诸方，原为泻心下痞塞之痰饮水气而设，此证起于呕，故推半夏为君耳。（《伤寒缵论》卷下《脏结结胸篇》）

二、方药应用心得

泻心汤诸方，皆治中风汗下后，表解里未和之证。其生姜、甘草、半夏三泻心，是治痰湿结聚之痞，方中用半夏、生姜以涤痰饮，黄芩、黄连以除湿热，人参、甘草以助胃气，干姜炮黑以渗水湿。若但用苦寒治热，则拒格不入，必得辛热为之向导，是以干姜、半夏，在所必需。若痞极硬满，暂去人参；气壅上升，生姜勿

用；痞而不硬，仍用人参，此一方出入而有三治也。其大黄、附子二泻心，乃治阴阳偏胜之痞。一以大黄、黄连，涤胸中素有之湿热；一加附子，兼温经中骤脱之虚寒也。用沸汤渍绞者，取寒药之性，不经火而力峻也，其附又必煎汁，取寒热各行其性耳。仲景立法之妙，无出乎此。以大黄芩连，涤除胃中之邪热，即以附子温散凝结之阴寒，一举而寒热交结之邪尽解，讵知后人目睹其方而心眩也。(《伤寒缵论》卷下《正方》)

第四节 生姜泻心汤

一、原文及解析

【原文】伤寒，汗出解之后，胃中不和，心下痞硬，干噫食臭，胁下有水气，腹中雷鸣，下利者，生姜泻心汤主之。(157)

生姜泻心汤

甘草三两，炙 人参三两 干姜一两 半夏半升，洗 黄芩三两 黄连一两 生姜四两，切 大枣十二枚，擘

上八味，以水一斗，煮取六升，去滓，再煎，取三升。温服一升，日三服。

【解析】汗后外邪虽解，然必胃气安和，始得脱然无恙，以胃主津液故也。津液因邪入而内结，因发汗而外亡，两相告匮，其人心下必痞硬，以伏饮搏聚，胃气不足以开之也。胃病，故干噫食臭，食入而噯馊酸也；胃病，故水入而傍渗胁肋也；胃中水谷不行，腹中必雷鸣向搏击有声，下利而清浊不分也。虽不由误下，而且成痞，设误下之，其痞结又当何似耶？(《伤寒缵论》卷下《脏结结胸篇》)

二、方药应用心得

丹溪云：痞与否同，不通泰也。由阴伏阳蓄，气与血不运而成，处心下，位中央，满痞塞者，皆土之病也，与胀满有轻重之分，痞则内觉痞闷而外无脉急之形也。有中气久虚，不能营运精微

为痞者，有过服消克，不能舒化饮食为痞者，有湿热太甚，痰气上逆阳位为痞者。古方治痞，用黄连、黄芩、枳实之苦以泄之，厚朴、生姜、半夏之辛以散之，人参、白术之甘以补之，茯苓、泽泻之淡以渗之，既痞同湿治，惟宜上下分消其气。如果有内实之证，庶可略与消导。世人痞塞，喜行利药以求速效，虽临时快通，痞若再作，危殆滋甚，天地不交而成痞，此脾之清气不升而下溜，胃之浊气不降而上逆，当用补中益气加猪苓、泽泻，盖升麻、柴胡从九地之下而升其清气，猪苓、泽泻从九天之上而降其浊气，即所以交痞而为泰矣，诸痞塞及噎膈，乃痰为气激而上。气为痰腻而滞，痰与气搏，不得流通，并宜连理汤、干姜黄芩黄连人参汤、黄连汤、诸泻心汤选用，气滞痞胀，用五膈宽中散；不应，丁沉透膈汤。应诸痞塞胀满，胸膈不利，或气上逆，或腹疼痛，并宜《指迷》七气汤。胃虚，加参术。气滞，加木香。大便秘，加槟榔。面目浮，加苏叶。四肢肿，加木瓜。虚痞，只用《局方》七气方、乌沉二汤最妙，郁怒暴痞，面目浮肿，心腹胁满，二便秘涩，四肢胀大，增损流气饮，膈上诸般冷气，呕逆不食，不问痞塞疼痛，且与姜汁探吐，然后用药，痰饮尤宜，邪气作痞，宜用疏剂。若气不顺，逆上为痞，此乃虚痞。愈疏而痞愈作，宜于收补中微兼疏通之意，不可过用香剂。古人治泻后膈痞，用理中丸，即此意也。痞塞诸药不效，大便不通，脉数实者，小陷胸汤、三黄汤选用，甚则《宝鉴》木香槟榔丸通利之。若肥人痰痞风，大便不通者，《御药院》木香槟榔丸疏解之。肥人心下痞闷，内有湿痰也，二陈汤加枳实、芩、连，然不若小陷胸汤尤捷。瘦人心下痞闷，乃郁热在中焦，三黄加枳实以导之。心下痞而寒热不除者，小柴胡加枳、桔。如饮食后感冒风寒，饮食不消，或食冷物而作痞闷，宜温中化滞，二陈加缩砂、紫苏、藿香，或平胃加藿香、草豆蔻之类；虚人停滞不散，心下痞，或宽或急，常喜热物者，枳实理中汤。老人虚人，脾胃虚弱，转运不及，饮食不化而作痞者，九味资生丸。饱闷常嚼一丸，或六君子加香砂、山楂、曲糵之类，胸中气塞短气，橘皮枳实生姜汤，有酒积杂病，过下伤脾，脾虚不运作痞，养胃兼和血，参、术、归、芍兼升、柴，稍佐陈皮、枳壳之类，大怒之后成痞，或痰中见血，或口中作血腥气，是瘀血，用丹皮、红曲、香附、桔梗、降香、红花、苏木、山楂、麦芽、童便，甚则加大黄、桃仁泥。有痰挟瘀血成窠囊作痞，脉沉涩，日久不愈，多郁人悲哀过度有之，宜从血郁治，桃仁、红花、香附、丹皮、韭汁之类。举世治中满痞胀，不问虚实，咸禁甘草，殊不知古人所谓中满勿食甘者，指实满而言也。(《张氏医通》卷三《诸气门上·痞满》)

第五节　甘草泻心汤

原文及解析

【原文】伤寒中风，医反下之，其人下利日数十行，谷不化，腹中雷鸣，心下痞硬而满，干呕，心烦不得安。医见心下痞，谓病不尽，复下之，其痞益甚。此非结热，但以胃中虚，客气上逆，故使硬也。甘草泻心汤主之。(158)

甘草泻心汤

甘草四两　干姜三两　半夏半升，洗　黄芩三两　黄连一两
大枣十二枚，擘

上六味，以水一斗，煮取六升，去滓，再煎，取三升。温服一升，日三服。

【解析】此条痞证，伤寒与中风互言，大意具见。可见病发于阴下之而成痞者，非指伤寒为阴也。下利完谷，腹鸣，呕烦，皆误下而胃中空虚之互辞也。设不知此义，以为结热而复下之，其痞必益甚，故重以胃中虚，客气上逆，昭揭病因。方用甘草泻心汤者，即生姜泻心汤除去生姜、人参，而倍甘草、干姜也。客邪乘虚结于心下，本当用人参，以误而再误，其痞已极，人参仁柔无刚决之力，故不宜用。生姜辛温最宜用者，然以气薄主散，恐其领津液上升，客邪从之犯上，故倍用干姜代之以开痞。而用甘草为君，坐镇中州，庶心下与腹中渐至宁泰耳。今人但知以生姜代干姜之僭，孰

知以干姜代生姜之散哉！但知甘草能增满，孰知甘草能去满哉！
（《伤寒缵论》卷下《脏结结胸篇》）

第六节　旋覆代赭汤

一、原文及解析

【原文】伤寒发汗，若吐若下解后，心下痞硬，噫气不除者，旋覆代赭石汤主之。（161）

旋覆代赭石汤

旋覆花三两　代赭石一两，煅　人参二两　甘草三两，炙　半夏半升，洗　生姜五两，切　大枣十二枚，擘

上七味，以水一斗，煮取六升，去滓，再煎，取三升。温服一升，日三服。

【解析】汗吐下法备而后表解，则中气必虚，虚则浊气不降而痰饮上逆，故作痞硬，逆气上冲而正气不续，故噫气不除，所以用代赭石领人参下行，以镇安其逆气，微加解邪涤饮，而开其痞，则噫气自除耳。（《伤寒缵论》卷下《脏结结胸篇》）

方中用代赭，领人参、甘草下行以镇胃中之逆气，固已奇矣。更用旋复，领半夏、姜、枣，而涤膈上之风痰，尤不可测。设非法承领上下，何能转否为泰于反掌耶?！（《伤寒缵论》卷下《正方》）

二、方药应用心得

仲景云：噫气不除者，旋覆代赭石汤主之。则知噫气为中气不治，土不制水，水饮上泛，故用旋覆、半夏以散痰饮，人参、甘草、姜、枣以温胃气，代赭以镇坠逆气而引参力下行也。若老人噫气，乃胃中虚寒痰逆而然，止宜理中丸温助胃气为主。（《张氏医通》卷四《诸呕逆门·呃逆》）

代赭石，苦甘平，无毒。《本经》主鬼疰贼风虫毒，腹中毒邪，女子赤沃漏下。赭石之重，以镇逆气，入肝与心包络二经血分。

《本经》治贼风虫毒，赤沃漏下，取其能收敛血气也。仲景治伤寒吐下后，心下痞硬，噫气不除，旋覆代赭石汤，取重以降逆气，涤涎痰也。观《本经》所治，皆属实邪。即赤沃漏下，亦是肝心二经瘀滞之患。其治难产，胞衣不下，及大人小儿惊风入腹，取重以镇之也。阳虚阴痿，下部虚寒忌之，以其沉降而乏生发之功也。（《本经逢原》卷一《石部》）

旋覆花，《本经》名金沸草，咸甘温，小毒。《本经》主结气胁下满，惊悸，除水，去五脏间寒热，补中下气。发明：旋覆花升而能降，肺与大肠药也。其功在于开结下气，行水消痰，治惊悸，祛痞坚，除寒热，散风湿，开胃气，止呕逆，除噫气，故肺中伏饮寒嗽宜之。仲景治伤寒汗下后，心下痞坚，噫气不除，有旋覆代赭石汤。《金匮》半产漏下，有旋覆花汤。胡洽治痰饮在两胁胀满，有旋覆花汤，皆取其能下气也。但性专温散，故阴虚劳嗽，风热燥咳，不可误用，用之嗽必愈甚。《本经》言补中下气者，甘能缓中，咸能润下，痰气下而中气安，胁下满结，寒热惊悸，水气皆除矣。（《本经逢原》卷二《隰草部》）

三、医案

石顽治郭孝望女，年十七，夏月因邻家失火受惊，遂发热自利，呕逆不食，或以伤寒治之，热呕愈甚，更以滚痰丸下溏粪三次，而变目瞪不语，噫气不绝，四肢逆冷，不能动移。诸医咸谓坏证，议与承气下之，而犹豫未决，邀余诊之。六脉如丝，问之，知厥冷昏沉不语已三矣，此阳气欲脱之兆。本惊气入心而自汗发热，惊则痰聚膈上而呕逆不食，夏月本无大寒，何得误与发表攻里，元气大伤，致变此候。真似伤寒坏病耳。仲景云：伤寒发汗，若吐若下解后，心中痞闷噫气不除者，旋覆代赭石汤主之。遂与此汤，连夜速煎不时频灌，至侵晨视之，喘息噫气皆除，肢体温和，周身沾沾有微似之汗，目能移动，但口不能言目不能开，而睛已微转，其脉三倍于昨矣。改用六君子调理而安。（《伤寒绪论》卷下）

第七节 黄连汤

一、原文及解析

【原文】伤寒，胸中有热，胃中有邪气，腹中痛，欲呕吐者，黄连汤主之。(173)

黄连汤

黄连　甘草炙　干姜　桂枝各三两　人参二两　半夏半升，洗

大枣十二枚，擘

上七味，以水一斗，煮取六升，去滓，温服一升，日三夜二服。

【解析】伤寒，邪气传里，而为下寒上热也。胃中有邪气，使阴阳不交。阴不得升而独滞于下，为下寒腹中痛；阳不得降而独菀于上，为胸中热欲呕吐。故于半夏泻心汤中除去黄芩而加桂枝，去黄芩者，为其有下寒腹痛也，加桂枝者，用以散胸中之热邪而治呕吐也。

二、方药应用心得

经曰：上热者泻之以苦，下寒者散之以辛。故用黄连以泻上热，干姜、桂枝、半夏以散下寒，人参、甘草、大枣以益胃而缓其中。此分理阴阳，和解上下之正法也。常因此而推及脏结之舌上苔滑，湿家之舌上如苔者，皆不出是方。(《伤寒缵论》卷下《脏结结胸篇》)

或左或右，半边白苔。半边或黑或老黄者，寒邪结在脏也，黄连汤加附子。(《伤寒舌鉴》)

第八节 干姜黄连黄芩人参汤

原文及解析

【原文】伤寒本自寒下，医复吐下之，寒格，更逆吐下，若食

入口即吐，干姜黄连黄芩人参汤主之。(359)

　　干姜黄连黄芩人参汤

　　干姜　黄连　黄芩　人参各三两

　　上四味，以水六升，煮取二升，去滓，分温再服。

　　【解析】伤寒本自寒下，其人下虚也，医复吐下之，损其胸中阳气，内为格拒，则阴阳不通，食入即吐也。寒格，更逆吐下，言医不知，又复吐下，是为重虚，故用干姜散逆气而调其阳，辛以散之也；芩、连通寒格而调其阴，苦以泄之也；人参益胃气而调其中，甘以缓之也。(《伤寒缵论》卷上《厥阴篇》)

第九节　葛根黄芩黄连汤

一、原文及解析

　　【原文】太阳病桂枝证，医反下之，利遂不止，脉促者，表未解也。喘而汗出者，葛根黄芩黄连汤主之。(34)

　　葛根黄芩黄连汤

　　葛根半斤　黄芩二两　黄连三两　甘草二两，炙

　　上四味，以水八升，先煮葛根，减二升，内诸药，煮取二升，去滓，分温再服。

　　【解析】太阳病原无下法，但当用桂枝解外。若当用不用，而反下之，利遂不止，则热邪之在太阳者，未传阳明之经，已入阳明之里，所以其脉促急，其汗外越，其气上奔则喘，下奔则泄。故舍桂枝而用葛根，专主阳明之表，加芩连以清里热，则不治喘而喘自止，不治利而利自止。又太阳阳明两解表里之变法，与治痞之意不殊也。(《伤寒缵论》卷下《合病并病篇》)

二、医案

　　洪德敷女，于壬子初冬，发热头痛，胸满不食，已服过发散消导药四剂。至第六日，周身痛楚，腹中疼痛，不时奔响，屡欲圊而不可得，口鼻上唇忽起黑色成片，光亮如漆，与玳瑁无异，医者大

骇辞去，邀石顽诊之，喘汗脉促，而神气昏愦，虽证脉俱危，喜其黑色四围有红晕鲜泽，若痘疮之根脚，紧附如线，他处肉色不变，许以可治。先与葛根黄芩黄连汤，加犀角、连翘、荆、防、紫荆、人中黄，解其肌表毒邪。俟其黑色发透，乃以凉膈散加人中黄、紫荆、乌犀，微下二次，又与犀角地黄汤加人中黄之类，调理半月而安。此证书所不载，惟庞安常有玳瑁瘟之名，而治法未备，人罕能识。(《张氏医通》卷二《诸伤门·伤寒》)

第七章

白虎汤类

第一节　白虎汤

一、原文及解析

【原文】伤寒，脉浮滑，此表有寒，里有热，白虎汤主之。（176）

白虎汤

石膏一斤，碎　知母六两　甘草二两　粳米六合

上四味，以水一斗，煮米熟汤成，去滓，温服一升，日三服。

【解析】世本作表有热，里有寒，必系传写之误，千载无人揭出，今特表明，一齐众楚，在所不辞。夫白虎汤，本治热病暑病之药，其性大寒，安有里有寒者可服之理？详本文脉浮滑，而滑脉无不实之理，明系伏邪发出于表之征，以其热邪初乘肌表，表气不能胜邪，其外反显假寒，故言表有寒，而伏邪始发未尽，里热犹盛，故言里有热，以其非有燥结实热，乃用白虎解散郁发之邪。或言当是表有热，里有实，寒字与实字形类，其说近是，若果里有实，则当用承气，又不当用白虎矣。按此本言热病，而仲景不曰热病，而曰伤寒者，其藏机全在乎此，欲人深求而自得也。盖热病乃冬不藏精，阳气发泄，骤伤寒冷，致邪气伏藏于骨髓，至夏大汗出而热邪始发，故仍以伤寒目之。以伏邪从骨髓发出，由心包而薄阳明，处方乃以石膏救阳明之热，知母净少阴之源，甘草、粳米，护心包而保肺气，是以气弱者，必加人参也。后人不审，每以白虎汤治冬月伤寒发热，今特昭揭此义，以为冬月擅用白虎之戒。（《伤寒缵论》

卷下《温热病篇》)

【原文】三阳合病，腹满身重，难以转侧，口不仁而面垢，谵语，遗尿，发汗则谵语，下之则额上生汗，手足逆冷，若自汗出者，白虎汤主之。(219)

【解析】此言热病兼暍之合病也。夏月天令炎热，伏郁之邪多乘暑气，一齐发出三阳，中洲之扰乱可知矣。此时发汗，则津液倍竭，故谵语益甚；下之，则阳邪内陷，故手足逆冷，热不得越，故额上生汗也。既不宜于汗下，惟有白虎一汤，主解热而不碍表里，在所急用。若疑手足厥冷为阳虚，则杀人矣。(《伤寒缵论》卷下《温热病篇》)

【原文】伤寒，脉滑而厥者，里有热也，白虎汤主之。(250)

【解析】滑，阳脉也，故其厥为阳厥。里热郁炽，所以其外反恶寒，厥逆，往往有唇面爪甲俱青者，故宜白虎，或竹叶石膏解其郁热则愈也。此条明言里有热，益见前条之表有热，里有寒为误也。叔和因脉滑而厥，遂以此例混入厥阴篇中。(《伤寒缵论》卷下《温热病篇》)

经云：厥之为病也。足暴清，胸将若裂，肠若以刀切之，烦而不能食，脉大小皆涩，寒热客于五脏，厥逆上泄，阴气竭，阳气未入，故卒然痛死不知人，气复反则生矣。

"厥论"云：厥之寒热者，何也？阳气衰于下，则为寒厥，阴气衰于下，则为热厥。曰阳厥者，因善怒而得也；曰风厥者，手足搐搦，汗出而烦满不解也；曰痿厥者，痿病与厥杂合，而足弱痿无力也；曰痹厥者，痹病与厥病杂合，而脚气顽麻肿痛，世谓脚气冲心者是也；曰厥痹者，卧出而风吹之，血凝于肤者为痹，凝于脉者为泣，凝于足者为厥是也。今人又以忽然昏晕，不省人事，手足冷者为厥。仲景论伤寒，则以阳证传阴，手足寒者为热厥，主以四逆散，阴证恶寒，手足寒者为寒厥，主以四逆汤，《内经》《厥论》之义则不然。盖足之三阳，起于足五指之表，三阴起于足五指之里，故阳气胜则足下热，阴气胜则从五指至膝上寒。其寒也不从外，皆从内也。论得寒厥之由，以其人阳气衰，不能渗荣其经络，阳气日损，阴气独在，故手足为之寒也。附子理中汤，论得热厥之由，则谓其人必数醉若饱以入房，气聚于脾中，肾气日衰，阳气独胜，故手足为之热也，加减八味丸。

经云：阳气者，烦劳则张精绝，辟积于夏，使人煎厥。目盲不可以视，耳闭不可以听，清暑益气汤。阳气者，大怒则形气绝，而血菀于上，使人薄厥，（血积胸中不散，气道阻碍不行，故为暴逆。）犀角地黄汤。二阳一阴发病，名曰风厥，（肝木克胃，风胜其湿，不制肾水，故令上逆）地黄饮子。又骨痛爪枯为骨厥，两手指挛急，屈伸不得，爪甲枯厥为臂厥，身立如椽为骭厥，此皆内虚气逆也，并宜八味丸。喘而惋，狂走登高，为阳明厥，此为邪实，承气汤下之。厥而腹满不知人，卒然闷乱者，皆因邪气乱，阳气逆，是少阴肾脉不至也，名曰尸厥。卒中天地戾气使然，急以二气丹二钱，用陈酒煎，如觉焰硝起，倾放盆内盖着温服，如人行五里许，又进一服，不过三服即醒，若膏粱本虚之人，用附子一枚，人参三两，酒煎分三次服，并灸百会穴四十九壮，气海丹田三百壮，身温灸止，艾炷止许绿豆大，粗则伤人，暴厥脉伏，不省人事，莫辨阴阳，急用鸡子三枚，煮熟乘热开豆大一孔，衬粗纸一层，亦开孔对当脐，令热气透达于内即苏，然后按脉证疗之，如连换三枚不应，不可救矣。

张介宾曰：厥证之起于足者，厥发之始也。甚至卒倒暴厥，忽不知人，轻则渐苏，重则即死，最为急候，后世不能详察，但以手足寒热为厥，又有以脚气为厥者，谬之甚也。虽仲景有寒厥热厥之分，亦以手足为言，盖彼自辨伤寒之寒热耳，实非《内经》之所谓厥也。观"大奇论"曰：暴厥者，不知与人言，调经论曰：血之与气，并走于上，则为大厥，厥则暴死，气复反则生，不反则死，"缪刺论"曰：手足少阴、太阴、足阳明五络俱竭，令人身体皆重，而形无知也。其状若尸，或曰尸厥，若此者，岂止于手足寒热及脚气之谓耶？今人多不知厥证，而皆指为中风也。夫中风者，病多经络之受伤；厥逆者，直因精气之内夺，表里虚实，病情当辨。名义不正，无怪其以风治厥也。医中之害，莫此为甚。

脉沉微不数为寒厥，沉伏而数为热厥，沉细为气厥，芤大为血虚，浮滑为痰，弦数为热，浮者外感，脉至如喘，名曰暴厥。寸脉沉而滑，沉为气，滑为实，实气相搏，血气入脏，唇口身冷，死。如身和汗自出，为入腑，此为卒厥。(《张氏医通》卷三《寒热门·厥》)

二、方药应用心得

谚云春不服白虎，为泻肺也。盖春主阳气上升，石膏、知母苦寒降下，恶其泻肺之阳，而不得生发也。此特指春不可用者，恐人误以治温病之自汗烦渴也。至于秋冬感冒伤寒，反可浑用以伤金水二脏之真气乎？此汤专主热病中，在气虚不能蒸发者，则加人参，故张隐庵以为阳明定宣剂，其于湿温则加苍术，温疟则加桂枝，一皆夏月所见之证，故昔人又有秋分后不可妄用白虎之戒。

知母，苦平寒，无毒。肥白者良。盐、酒炒用。《本经》主消渴热中除邪气，肢体浮肿下水，补不足益气。发明：知母沉降入足少阴气分，及足阳明、手足太阴，能泻有余相火，理消渴烦蒸。仲景白虎汤、酸枣汤皆用之，下则润肾燥而滋阴，上则清肺热而除烦。但外感表证未除、泻痢燥渴忌之，脾胃虚热人误服，令人作泻减食，故虚损大忌。近世误为滋阴上剂、劳瘵神丹，因而夭枉者多矣。《本经》言除邪气，肢体浮肿，是指湿热水气而言。故下文云，下水补不足，益气，乃湿热相火有余，烁灼精气之候，故用此清热养阴，邪热去则正气复矣。(《本经逢原》卷一《山草部》)

诸米，甘平，无毒。米受坤土精气而成，补五脏而无偏胜。粳者曰稻，糯者曰黍，资生之至宝也。其南粳温，北粳凉。赤粳热，白粳平，晚白粳凉。新粳热，陈粳凉。新、陈、黄、白总谓之粱，通名曰稷。虽能益人，然不可过食，过食则伤中州之气也。有人嗜食生米，久成米瘕，治之以鸡屎白，取其杀虫也。未经霜新米，病患所禁，下痢尤忌。作食动风气，陈者下气益脾，病患尤宜。《本草》言，粳米温中和胃气、长肌肉。仲景白虎汤、桃花汤、竹叶石膏汤并用之，皆取晚粳，得金之气居多故也。陈仓米开胃进饮食，年久者治久痢甚良。秫米，俗云糯米，益气补脾肺，但磨粉作稀糜，庶不黏滞，且利小便，以滋肺而气化下行矣。若作糕饼，性难运化，病患莫食。泔水善消鸭肉，又制二术宜之。红莲米入心脾补血。籼米温中益气，除湿止泻。谷芽启脾进食，宽中消谷，而能补中，不似麦芽之削克也。稷米苗高如芦，俗名芦粟，穗曲下垂如钩者良。治热压丹石毒，解苦瓠毒，不可与附子同食。粟即小米，利小便止痢，压丹石热，解小麦毒，发热。秭米浓肠胃济饥，其苗根治金疮血出不止，捣敷或研末掺之，其血即止。菰米即雕胡茭草之子，止渴解烦。舂杵头糠能治噎膈，取其运动之性，以消磨胃之陈积也，然惟暴噎为宜。（《本经逢原》卷二《谷部》）

三、 医案

陈瑞之七月间患时疫似疟，初发独热无寒，或连热二三日，或暂可一日半日。发热时烦渴无汗，热止后则汗出如漉，自言房劳后乘凉所致，服过十味香薷、九味羌活、柴胡枳桔等十余剂，烦渴壮热愈甚。因邀石顽诊之。六脉皆洪盛搏指，舌苔焦枯，唇口剥裂，大便五六日不通，病家虽言病起于阴，而实热邪亢极，胃府剥腐之象。急与凉膈加黄连、石膏、人中黄，得下三次，热势顿减。明晚复发热烦渴，与白虎加人中黄、黄连，热渴俱止。两日后左颊发颐，一时即平，而气急神昏，此元气下陷之故，仍与白虎加人参、犀角、连翘，颐复发，与犀角、连翘、升柴、甘、桔、鼠粘、马勃二服。右颐又发一毒，高肿赤亮，另延疡医治其外，调理四十日而痊。同时患此者颇多，良由时师不明此为湿土之邪，初起失于攻下，概用发散和解，引邪泛滥而发颐毒，多有肿发绵延，以及膺胁肘臂数处如流注溃腐者，纵用攻下解毒，皆不可救。（《张氏医通》卷二《诸伤门·伤寒》）

文学顾大来，年逾八旬，初秋患瘅疟，昏热谵语，喘乏遗尿。或者以为伤寒谵语，或者以为中风遗尿，危疑莫定。予曰无虑，此三阳合病，谵语遗尿，口不仁而面垢，仲景暑证中原有是例，遂以白虎加人参，三啜而安。（《张氏医通》卷三《寒热门·疟》）

第二节 白虎加人参汤

一、原文及解析

【原文】伤寒脉浮，发热无汗，其表不解者，不可与白虎汤，渴欲饮水，无表证者，白虎加人参汤主之。（168）

白虎加人参汤

石膏一斤，碎　知母六两　甘草二两　粳米六合　人参三两

上五味，以水一斗，煮米熟汤成，去滓，温服一升，日三服。

【解析】白虎但解热而不能解表，故热病稍带暴寒客邪，恶寒，头痛身疼之表证，皆不可用。须脉洪大或数，烦热，燥渴，始讨与服。若先前微带非时表邪，二三日后客邪先从表散，但显热病脉证，烦渴，欲饮水者，为津液大耗，又非白虎所能治，必加人参以助津气，则热邪始得解散耳。（《伤寒缵论》卷下《温热病篇》）

【原文】伤寒无大热，口燥渴，心烦，背微恶寒者，白虎加人参汤主之。（169）

【解析】伏热内盛，故口燥心烦，以真阳不能胜邪，故背微恶寒，而外无大热，宜白虎解内热毒，加人参以助真气也。（《伤寒缵论》卷下《温热病篇》）

【原文】伤寒病，若吐若下后，七八日不解，热结在里，表里俱热，时时恶风，大渴，舌上干燥而烦，欲饮水数升者，白虎加人参汤主之。（168）

【解析】详此条表证比前较重，何以亦用白虎加人参耶？本文热结在里，表里俱热二句，已自酌量，惟热结在里，所以表热不除，邪火内伏，所以恶风，大渴，舌燥而烦，欲饮水不止，安得不以生津解热为急耶？（《伤寒缵论》卷下《温热病篇》）

【原文】服桂枝汤，大汗出后，大烦渴不解，脉洪大者，白虎加人参汤主之。(26)

【解析】此本温热病，误认寒疫，而服桂枝汤也。若是寒疫，则服汤后汗出必解矣。不知此本温热，误服桂枝，遂至脉洪大，大汗，烦渴不解。若误用麻黄，必变风温灼热自汗等证矣。此以大汗伤津，故加人参以救津液也。桂枝治自外而入伤之风邪，石膏治自内而发外之热邪，故白虎汤为热邪中暍之的方，虽为阳明解利药，实解内蒸之热，非治在经之热也。昔人以石膏辛凉能解利阳明风热，此说似是而实非。即如大青龙汤、越婢汤、麻黄杏仁甘草石膏汤、麻黄升麻汤等方，并与表药同用，殊不知邪热伤胃，所以必需，若在经之邪，纵使大热烦渴，自有葛根汤、桂枝加葛根汤等治法，并无藉于石膏也。所以伤寒误用白虎、黄芩，温热误用桂枝、麻黄，轻者必重，重者必死耳。(《伤寒缵论》卷下《温热病篇》)

【原文】若渴欲饮水，口干舌燥者，白虎加人参汤主之。(222)

【解析】若前证更加口干舌燥，则宜白虎汤以解热生津。

二、 医案

又治粤客李之，上消引饮，时当三伏，触热到吴。初时自汗发热，烦渴引饮，渐至溲便频数，饮即气喘，饮过即渴。察其脉象，惟右寸浮数动滑，知为热伤肺气之候。因以小剂白虎加人参，三服，其势顿减，次与生脉散，调理数日而痊。(《张氏医通》卷九《杂门·消瘅》)

第三节　竹叶石膏汤

一、 原文及解析

【原文】伤寒解后，虚羸少气，气逆欲吐者，竹叶石膏汤主之。(397)

竹叶石膏汤

竹叶二把　石膏一斤，碎　半夏半升，洗　人参三两　甘草二两，炙　麦门冬一升，去心　粳米半升

上六味，以水一斗，煮取六升，去滓，内粳米，煮米熟汤成，去米，温服一升，日三服。

【解析】 身中津液，为热邪所耗，余热不清，必致虚羸少气，难于康复。若更气逆欲吐，是余热复挟津液滋扰，故用竹叶石膏汤，以益气清热，散逆气也。(《伤寒缵论》卷下《杂篇》)

二、 方药应用心得

此汤即人参白虎去知母而益半夏、麦冬、竹叶也。病后虚烦少气，为余热未尽，故加麦冬、竹叶于人参、甘草之甘温益气药中，以清热生津，加半夏者，痰饮上逆欲呕故也。病后余热与伏气发温不同，故不用知母以伐少阴也。(《伤寒缵论》卷下《杂篇》)

舌本红而尖黑者，足少阴瘟热乘于手少阴也，竹叶石膏汤。(《伤寒舌鉴》)

竹叶，甘微寒，小毒。《本经》主咳逆上气，疗筋急恶疡，杀小虫。诸竹与笋皆甘寒无毒；惟竹叶受阴风烈日气多，故不无小毒。《本经》主咳逆上气者，以其能清肺胃之热也。疗筋急恶疡者，以其能化身中之气也。气化则百骸条畅，何有小虫之患乎？仲景治伤寒解后虚羸少气气逆，有竹叶石膏汤。《金匮》治中风发热，面赤头痛，有竹叶汤，总取清肺胃虚热之义。(《本经逢原》卷三《苞木部》)

第八章

承气汤类

第一节　调胃承气汤

一、原文及解析

【原文】太阳病三日，发汗不解，蒸蒸发热者，属胃也。调胃承气汤主之。（248）

调胃承气汤

大黄四两，清酒浸　甘草二两，炙　芒硝半升

上三味，㕮咀，以水三升，煮取一升，去滓，内芒硝，更上火，微煮令沸，少少温服之。

【解析】本太阳中风，误用麻黄发汗，汗出过多，反伤胃中津液，所以不解。热邪乘虚内入，而为里热之证也。蒸蒸者，热势自内腾达于外也。惟热在胃，故用承气以调其胃，胃调则病涣然除矣。

【原文】伤寒吐后，腹胀满者，与调胃承气汤。（249）

【解析】吐后腹满，则邪不在胸，其为里实可知。但腹满而不痛，终属表邪入里，未实故不宜峻下，少与调胃承气和之可也。（《伤寒缵论》卷上《阳明下篇》）

【原文】阳明病，不吐，不下，心烦者，可与调胃承气汤。（207）

【解析】胃气及津液既不由吐下而伤，则心烦明系胃中热炽，故可与调胃承气以安胃而全津液也。可与者，欲人临病裁酌，不可竟行攻击也。（《伤寒缵论》卷上《阳明下篇》）

【原文】太阳病，过经十余日，心下温温欲吐而胸中痛，大便反溏，腹微满，郁郁微烦，先此时自极吐下者，与调胃承气汤。若不尔者，不可与。但欲呕，胸中痛，微溏者，此非柴胡证而呕，故知极吐下也（注：为"此非柴胡证，以呕故知极吐下也"）。（123）

【解析】太阳病，过经十余日，心下温温欲吐而不吐，其人胸中痛大便反溏，腹微满，郁郁微烦者，此有二辨：若曾经大吐大下，是胃气受伤，邪乘虚入，故用调胃承气之法；若未极吐下，但欲呕不呕，胸中痛，微溏者，是痛非吐所伤，溏非攻所致，调胃之法不可用矣。岂但调胃不可用，即柴胡亦不可用矣。以邪尚在太阳高位，徒治阳明少阳，而邪不服耳。解太阳之邪，仲景言之已悉，故此但示其意也。若此人欲呕，则是为吐下所伤而致，又不在太阳矣。（《伤寒缵论》卷上《阳明下篇》）

【原文】伤寒十三日不解，过经谵语者，以有热也，当以汤下之。若小便利者，大便当硬，而反下利，脉调和者，知医以圆药下之，非其治也。若自下利者，脉当微厥，今反和者，此为内实也，调胃承气汤主之。（105）

【解析】此条原无表证，虽丸药误下，其脉仍和，即为内实也。按仲景下法，屡以用丸药为戒，惟治脾约之麻仁丸一条，因其人平素津枯肠结，故虽邪在太阳，即用丸之缓下润其肠，使外邪不因峻攻而内陷。若俟阳明腑实而下，恐无救于津液也。（《伤寒缵论》卷上《阳明下篇》）

【原文】发汗后恶寒者，虚故也；不恶寒，但热者，实也。当和胃气，与调胃承气汤。（70）

【解析】恶寒者，汗出营卫新虚，故用法以收阴固阳，而和其营卫。不恶寒者，汗出表气未虚，反加恶热，则津干胃实可知，故用法以泄实而和平。然曰与似大有酌量，其不当径行攻下，重虚津液，从可知矣。（《伤寒缵论》卷上《太阳下篇》）

二、方药应用心得

承气者，用以制亢极之气，使之承顺而下也。《伤寒秘要》曰：

王海藏论云，仲景承气汤，有大小调胃之殊，今人以三一承气，不分上下缓急用之，岂不失仲景本意。大热大实，用大承气；小热小实，用小承气；实热尚在胃中，用调胃承气，以甘草缓其下行而祛胃热也。若病大用小，则邪气不伏，病小用大，则过伤正气。病在上而用急下之剂，则上热不除，岂可一概混治哉！节庵论小承气曰：上焦受伤，去芒硝，恐伤下焦血分之真阴；论调胃承气曰：邪在中焦，不用枳实、厚朴，以伤上焦虚无氤氲之元气，然此汤独可用芒硝以伤下焦乎？吾未闻承气汤有主上焦者，未闻调胃承气之证，至于坚而燥也。仲景调胃承气汤证，八方中并无干燥，不过曰胃气不和，曰胃实，曰腹满，则知此汤专主表邪悉罢，初入腑而欲结之证也。故仲景以调胃承气收入太阳阳明。而大黄注曰酒浸，是太阳阳明去表未远，其病在上，不当攻下，故宜缓剂以调和之。及至正阳阳明，则皆曰急下之。而大承气汤，大黄注曰酒洗，是洗轻于浸，微升其走下之性以和其中。至于少阳阳明，则去正阳而逼太阳，其分在下，故用小承气，大黄不用酒制也。（《伤寒缵论》卷下《正方》）

调胃承气用甘草恐速下也，皆缓之之意。小柴胡有黄芩之寒，人参、半夏之温，而用甘草则有调和之意。炙甘草汤治伤寒脉结代，心动悸，浑是表里津血不调，故用甘草以和诸药之性而复其脉，深得攻补兼该之妙用。（《本经逢原》卷一《山草部》）

大黄，《本经》名黄良，一名将军，苦寒，无毒。产川中者色如锦纹而润者良。若峻用攻下生用。邪气在上，必用酒浸上引而驱热下行。破瘀血韭汁制。虚劳吐血，内有瘀积，韭汁拌炒黑用之。大肠风秘燥结，皂荚、绿矾酒制。又尿桶中浸过，能散瘀血兼行渗道。妊娠产后慎勿轻用。实热内结，势不可缓，酒蒸用之。凡服大黄，下药须与谷气相远，得谷气则不行矣。《本经》下瘀血，血闭，寒热，破癥瘕积聚，留饮宿食，荡涤肠胃，推陈致新，通利水谷，调中化食，安和五脏。发明：大黄气味俱浓，沉降纯阴，乃脾胃大肠肝与三焦血分之药。凡病在五经血分者宜之。若在气分者用之，是诛伐无过矣。其功专于行瘀血，导血闭，通积滞，破癥瘕，消实热，泻痞满，润燥结，敷肿毒，总赖推陈致新之功。《本经》与元素皆谓去留饮宿食者，以宿食留滞中宫，久而发热，故用苦寒化热，宿食亦乘势而下。后世不察，以为大黄概能消食，谬矣。盖胃性喜温恶湿，温之则宿食融化，寒之则坚滞不消，以其能荡涤肠胃，食积得以推荡，然后谷气通利，中气调畅，饮食输化，五脏安和矣。若食在上脘，虽经发热，只须枳实、黄连以消痞热，宿食自通。若误用大黄推荡不下，反致结滞不消，为害不浅。如泻心汤治心气不足，吐血衄血者，乃包络肝脾之邪火有余也，虽曰泻心，实泻四经血中伏火也。仲景治心下痞满，按之濡者，用大黄黄连泻心汤，此亦泻脾胃之湿热，非泻心也。若心下痞而复恶寒汗出者，其人阳气本虚，加附子以温散之。病发于阴，而反下之，因作痞乃痰实与邪气乘虚结于心下，故曰泻心，实泻脾也。病发于阳而反下之，则成结胸，以阳邪陷入阴分而结于膈上。仲景大陷胸汤丸，皆用大黄、芒硝以泻血分之邪，而降其浊气也。若结胸在气分，则用小陷胸汤。痞满在气分，则用半夏泻心汤矣。若病本阳邪或兼停食而攻发太过，正气消乏，实结不解，拟欲攻之，而正气不能行其药力，则加人参于桃核承气汤中，以助硝黄之势。如陶氏黄龙汤之制，乃先辈之成则也。盖大黄、芒硝泻肠胃之燥热，牵牛、甘遂泻肠胃之湿热，巴豆、硫黄泻肠胃之寒结。各有定例。至于老人血枯便秘、气虚便难，脾虚腹胀少食，妇人血枯经闭，阴虚寒热，脾气痞积，肾虚动气，及阴疽色白不起等证，不可妄用，以取虚虚之祸。(《本经逢原》卷二《毒草部》)

朴硝，辛苦咸寒，有毒。黄者伤人，赤者杀人。入药必取白者。以水煎化，澄去滓，入莱菔自然汁同煮，入盆中，经宿结成如冰，谓之盆硝。齐卫之硝，上生锋芒，谓之芒硝。川晋之硝，上生六棱，谓之牙硝。取芒硝再三以莱菔汁炼去咸味，悬当风处吹去水气，轻白如粉，谓之风化硝。以芒硝、牙硝同莱菔汁、甘草煎过，鼎罐升煅，谓之玄明粉。《本经》主五脏积热，胃胀闭，涤蓄结饮食，推陈致新，除邪气。

发明：热淫于内，治以咸寒，坚者以咸软之，热者以寒消之，不出《本经》推陈致新之妙用。仲景大陷胸汤、大承气汤、调胃承气汤，皆用芒硝软坚去实，且带微辛，所以走而不守。若热结不至坚者，不可轻用。小儿赤游风，以消倾汤中取布蘸湿拭之。（《本经逢原》卷一《卤石部》）

黄苔中黑通尖舌：黄苔从中至尖通黑者，乃火土燥而热毒最深也。两感伤寒必死，恶寒甚者亦死。如不恶寒，口燥咽干而下利臭水者，可用调胃承气汤下之，十中可救四五。口干齿燥，形脱者，不治。

黄苔黑刺舌：舌苔老黄极而中有黑刺者，皆由失汗所致，邪毒内陷已深，急用调胃承气下之，十中可保一二。

黄尖白根舌：舌根白尖黄，其色倒见，必是少阳经传阳明府病。若阳明证多者，大柴胡汤。少阳证多者，小柴胡汤。如谵语烦躁者，调胃承气汤。

黄根灰尖舌：舌乃火位，今见根黄尖灰，是土来侮火也。不吐不利、心烦而渴者，乃胃中有郁热也，调胃承气加黄连。

灰黑尖舌：已经汗解而见舌尖灰黑，有宿食未消，或又伤饮食，邪热复盛之故，调胃承气汤下之。

红中焦黑舌：舌见红色，中有黑形如小舌，乃瘟毒内结于胃，火极反兼水化也，宜凉膈散。若黑而干硬，以指甲刮之有声者，急用调胃承气汤下之。（《伤寒舌鉴》）

血从齿缝中或齿龈中出者，曰齿衄，又谓牙宣。有风壅，有肾虚，有胃火。风壅者，或齿龈微肿，或牵引作痛，消风散加犀角、连翘，外擦青盐、藁本末。肾虚者，口不臭，齿浮动，齿缝中点滴而出，若隐隐作痛者，虚风袭入肾经，肾主骨，齿乃骨之余也，宜盐汤下小安肾丸；不痛，肾虚而有火也，六味丸加骨碎补，外用青盐炒香附末擦之。胃热者，牙疼而龈间出血如涌，齿不动摇，其人必好饮，或多啖炙煿所致，口臭不可近，宜清胃散，甚者服调胃承气汤。（《张氏医通》卷五《诸血门·齿衄》）

饮食不节则胃病，胃病则气短精神少而生大热，有时火上行而独燎其面。《针经》云：面热者足阳明病，调胃承气汤加犀角、川连。脉数实有力，精神茂泽，升麻汤加川连，甚者，凉膈散。咳逆倚息不得卧，面热如醉，此为胃热上冲熏其面，桂苓五味甘草汤加大黄利之。左半边面及耳热耳鸣，觉从少腹左胁冲上者，属肝火，实则当归龙荟丸，虚则加减八味丸，虚甚，地黄饮子。(《张氏医通》卷八《七窍门下·面》)

赵养葵云：上消者，舌上赤裂，大渴引饮，《逆调论》谓心移热于肺，传为膈消者是也，以白虎加人参汤治之；中消者，善食而瘦，自汗，大便硬，小便数，瘅成为消中者是也，以调胃承气汤治之；下消者，烦躁引饮，耳轮焦干，小便如膏，此肾消也，六味丸治之。(《张氏医通》卷九《杂门·消瘅》)

三、病案

又治朔客白小楼，中消善食，脾约便艰。察其形，瘦而质坚；诊其脉，数而有力。时喜饮冷气酒，此酒之湿热内蕴为患，遂以调胃承气三下，破其蕴热；次与滋肾丸数服，涤其余火而安。(《张氏医通》卷九《杂门·消瘅》)

石顽治郭君升子，素屡弱，有失血证，五月间，患时行疫疠，壮热昏愦，烦渴引饮，自汗如蒸，其脉时洪大，时减小，或用发散和解之剂，躁热转剧，不得已，恳治于余。用人参白虎调胃承气，随其脉之浮沉，邪之出入，相间而施，凡两汗三下，所下皆黄水，至第四次，用黄龙汤，始得结粪五六枚，周身大汗，热除而痊。若碍其体虚，而怯于攻击，则邪热弥炽，元气日烁，乌能保有今日乎?! (《伤寒绪论》卷下)

第二节　小承气汤

一、原文及解析

【原文】阳明病，潮热，大便微硬者，可与大承气汤，不硬者，不可与之。若不大便六七日，恐有燥屎，欲知之法，少与小承气汤，汤入腹中，转矢气者，此有燥屎，乃可攻之。若不转矢气者，此但初头硬，后必溏，不可攻之，攻之必胀满，不能食也。欲饮水

者，与水则哕，其后发热者，必大便复硬而少也。以小承气汤和之，不转矢气者，慎不可攻也。（209）

小承气汤

大黄四两 厚朴二两，去皮，炙 枳实三两

上三味，以水四升，煮取一升二合，去滓，分温二服，初服汤，当更衣，不尔者，尽饮之，若更衣者，勿服之。

【解析】腹中之气，得攻药不为转动，则属虚寒，所以误攻而证变胀满，不能食及哕也。攻后重复发热，大便因可得硬，但为时未久，必不多耳，仍用小承气汤和之，若腹中气仍不转，则不但大承气大差，即小承气亦小瘥矣。（《伤寒缵论》卷上《阳明下篇》）

【原文】阳明病，脉迟，虽汗出不恶寒者，其身必重，短气，腹满而喘，有潮热者，此外欲解，可攻里也。手足濈然而汗出者，此大便已硬也。大承气汤主之。若汗多，微发热，恶寒者，外未解也，其热不潮，未可与承气汤。若腹大满不通者，可与小承气汤，微和胃气，勿令大泄下。（208）

【解析】仲景既言脉迟尚未可攻，而此证首言脉迟，复言可攻者，何也？夫所谓脉迟尚未可攻者，以腹中热尚未甚，燥结未定，故尚未宜攻下，攻之必胀满不食，而变结胸痞满等证，须俟脉实结定后，方可攻之。此条虽云脉迟，而按之必实，且其证一一尽显胃实，故当攻下无疑。若以脉迟妨碍一切下证，则大陷胸之下证最急者，亦将因循缩手待毙乎？（《伤寒缵论》卷上《阳明下篇》）

【原文】阳明病，谵语，发潮热，脉滑而疾者，小承气汤主之。因与承气汤一升，腹中转矢气者，更服一升，若不转矢气者，勿更与之。明日不大便，脉反微涩者，里虚也，为难治，不可更与承气汤也。（214）

【解析】前条虽脉迟，以有腹满，短气，所以不得不下，且不容缓。此条脉滑而疾，即有谵语，潮热，而无喘满实证，止宜小承气下之，下之而脉反微涩，证变虚寒，故为难治。（《伤寒缵论》卷上《阳明下篇》）

滑脉者，举之浮紧，按之滑石，不似实脉之逼逼应指，紧脉之往来劲急，动脉之见于一部，疾脉之过于急疾也。仲景云：翕奄沉，名曰滑。滑者紧之浮名也。言忽浮忽沉，形容流利之状，无以过之。滑为多血少气之脉。而昔人又以滑大无力，为内伤元气。曷知滑脉虽有浮沉之分，却无无力之象。盖血由气生，若果气虚，则鼓动之力先微，脉何由而滑耶？惟是气虚不能统摄阴火，而血热脉滑者有之。尝考诸《内经》，有脉滑曰病风，缓而滑曰热中，脉浮而滑曰新病，脉盛滑坚者曰病在外，脉弱以滑是为胃气。滑者阴气有余也，则知滑脉之病，无虚寒之理。他如伤寒温热时行等病，总以浮滑而濡者为可治。故先师论脉，首言大浮数动滑为阳。而杂病以人迎浮滑为风痰，缓滑为中风，气口缓滑为热中，滑数为宿食。尺中弦滑，为下焦蓄血。又呕吐而寸口迟滑，为胸中实。下利而关上迟滑，为下未尽。厥逆而脉滑，为里有实。详此则滑脉之病，可不言而喻。即经有滑者阴气有余一语，是指阴邪搏阳而言。岂以阴气有余，多汗身寒之病，便可目为血多。又以滑大之脉，牵合无力，而为内伤元气乎？平人肢体丰盛，而按之绵软，六脉软滑，此痰湿渐渍于中外，终日劳役，不知倦怠。若安息则重着疼矣。夫脉之滑而不甚有力者，皆浮滑缓滑濡滑微滑之类，终非无力之比。滑为血实气壅之脉，悉属有余。妇人身有病而脉和滑者为孕，临产脉滑疾者曰离经。若滑而急强，譬譬如弹石，谓之肾绝。滑不直手，按之不可得，为大肠气予不足。以其绝无和缓胃气，故经予之短期。（《诊宗三昧》）

疾脉者，呼吸之间，脉七八至。虽急疾而不实大。不似洪脉之既大且数，却无躁疾之形也。疾脉有阴阳寒热真假之异。如疾而按之益坚，乃亢阳无制，真阴垂绝之候。若疾而按之不鼓，又为阴邪炎威，虚阳发露之征。尝攻先辈治按，有伤寒面赤目赤，烦渴引饮而不能咽，东垣以姜、附、人参汗之而愈。又伤寒蓄热内盛，阳厥极深，脉疾至七八至以上，人皆误认阴毒，守真以黄连解毒治之而安。斯皆证治之明验也。凡温病大热躁渴，初时脉小，至五六日后，脉来躁疾，大颧发赤者死，谓其阴绝也。躁疾皆为火象。《内经》有云：其有躁者在手。言手少阴、厥阴二经，俱属于火也。阴毒身如被杖，六脉沉细而疾，灸之不温者死，谓其阳绝也。然亦有热毒入于阴分而为阴毒者，脉必疾盛有力，不似阴寒之毒，虽疾而弦细乏力也。虚劳喘促声嘶。脉来数疾无伦，名曰行尸。《金匮》谓之厥阳独行。此真阴竭于下，孤阳亢于上也。惟疾而不躁，按之稍缓，方为热证之正脉。脉法所谓疾而洪大苦烦满，疾而沉细腹中痛，疾而不大不小，虽困可治。其有大小者，难治也。至若脉至如喘，脉至如数，得之暴厥暴惊者，待其气复自平，迨夫脉至浮合，浮合如数，一息十至以上，较之六数七疾八极更甚，得非虚阳外骛之兆乎？(《诊宗三昧》)

【原文】太阳病，若吐，若下，若发汗，微烦，小便数，大便因硬者，与小承气汤和之愈。(250)

【解析】本太阳病，以吐下伤阴，故令微烦，小便数，大便因硬，皆邪渐入里之机，故少与小承气，微和胃气即愈。(《伤寒缵论》卷上《阳明下篇》)

【原文】伤寒四五日，脉沉而喘满，沉为在里，而反发其汗，津液越出，大便为难，表虚里实，久则谵语。(218)

【解析】伤寒四五日，正热邪传里之时，况见脉沉喘满，里证已具，而反汗之，必致燥结谵语矣。盖燥结谵语，颇似大承气证，此以过汗伤津，而不致大实大满腹痛，止宜小承气为允当耳。(《伤寒缵论》卷上《阳明下篇》)

【原文】阳明病，其人多汗，以津液外出，胃中燥，大便必硬，硬则谵语，小承气汤主之。若一服谵语止，更莫复服。(213)

【解析】多汗谵语，下证急矣。以其人汗出既多，津液外耗，故不宜大下，但当略与小承气汤，和其胃气，止其谵语而止，若过服反伤津液，后必复结也。(《伤寒缵论》卷上《阳明下篇》)

【原文】下利，谵语者，有燥屎也。宜小承气汤。(374)

【解析】下利则热不结，胃不实，何得谵语耶？此必邪返于胃，内有燥屎，故虽下利，而结者自若也。与阳明证谵语，胃中有燥屎正同，乃不用大承气，而用小承气者，以下利肠虚，兼之厥阴主里，所以但用小承气微攻其胃，全无大下之例耳。(《伤寒缵论》卷上《厥阴篇》)

二、 方药应用心得

承气汤证有三，太阳之邪初传阳明之腑，用调胃承气，借甘草之缓，款留硝、黄，以祛胃中方张之邪。邪热亢极于胃，用大承气之硝、黄、枳、朴并攻全盛之邪，故无庸于甘缓也。邪气骎骎欲犯少阳之界，斯时热已向衰，但须枳、朴助大黄，以击惰归之邪，故无取于芒硝之峻锐也。其桃核承气，则又主太阳犯本之证，以桃仁、桂枝血药引调胃承气三味以破膀胱蓄血，与阳明之腑，略无交涉。(《张氏医通》卷十六《祖方·小承气汤》)

第三节　大承气汤

一、 原文及解析

【原文】得病二三日，脉弱，无太阳、柴胡证，烦躁，心下硬，至四五日虽能食，以小承气汤少少与微和之，令小安，至六日与承气汤一升，若不大便，六七日小便少者，虽不能食，但初头硬后必溏，未定成硬，攻之必溏，须小便利，屎定硬，乃可攻之，宜大承气汤。(251)

大承气汤

大黄四两，酒洗　厚朴半斤，去皮，炙　枳实五枚，炙　芒硝三合

上四味，以水一斗，先煮二物取五升，去滓，内大黄，煮取二升，去滓，内芒硝，更上火微一两沸，分温再服，得下，余勿服。

【解析】无太阳、少阳证，则烦躁，心下硬，属正阳阳明之可

下无疑矣。但其人脉弱，虽是能食，亦止宜小承气微和之，和之而当已觉小安，俟隔日再与小承气稍稍多进，总由脉弱，故尔踌躇也。至六七日，竟不大便，似乎胃实，乃小便复少，正恐胃弱而膀胱气化之源窒，转渗大肠，初硬后溏耳。所以小便利，屎定硬，乃可攻之。此段之能食不能食，全与辨风寒无涉。言能食者，不可以胃强而轻下；不能食者，不可以胃中有燥屎而轻下也。（《伤寒缵论》卷上《阳明下篇》）

【原文】 伤寒，若吐若下后不解，不大便五六日，上至十余日，日晡所发潮热，不恶寒，独语如见鬼状，若剧者，发则不识人，循衣摸床，惕而不安，微喘直视，脉弦者生，涩者死，微者但发热谵语，大承气汤主之。若一服利，止后服。（212）

【解析】 少阳阳明谵语脉短者死，盖阳明之脉本长，而反短者，为阴阳不附，故死也。此言脉弦者生，涩者死，盖弦为少阳之脉，虽木胜土，而土气未至于败极，犹能生养木气，故尚可生，涩则津液耗竭，血气尽亡，故死也。又土衰下奔，木邪难任，故弦为失，此便硬土实，故弦为生。（《伤寒缵论》卷上《阳明下篇》）

谵，多言也，言为心声，由火燔而鸣，故心热则多言，犹醉而心热，故多言也。或寐而多言者，俗云睡语，热之征也。若热甚虽寤而神昏不清，则谵语也。妄，虚妄也。火为阳，故外清明而内浊昧，其主动乱，故神志失常，如见鬼神也。夫血气者，身之神也，神既衰乏，痰客中焦，妨碍升降，不得运用，以致十二官各失其职，视听言动，皆有虚妄。盖虚病痰病，有似鬼祟，宜清神汤，或平补镇心丹去肉桂、山药、五味，加琥珀、胆星、麝香。大便不通，心腹胀满刺痛，口噤气急者，此为实，凉膈、承气选用。（《张氏医通》卷六《神志门·谵妄》）

妇人血风证，因大脱血崩漏，或前后失血，因而枯燥，其热不除，循衣撮空摸床，闭目不醒，扬手掷足，摇动不宁，错语失神，脉弦浮而虚，内躁之极也，生地黄黄连汤主之。热极神昏，十余日不大便，腹胀喘满，气粗鼻干不润，上下通燥，脉沉实而滑，此地道阻塞不通之故，急宜凉膈、承气下之。凉膈、承气，气药也，自外而入内者用之。生地黄黄连汤，血药也，自内而至外者用之。升阳散火汤，气虚火乘药也，内外合邪者用之。三方俱治不大便者。病患手循衣缝，谵语者，不可治。病患阴阳俱绝，掣衣摸空妄言者死。撮空，服承气，下之后，脉弦者生，涩者死。(《张氏医通》卷六《神志门·循衣摸床》)

【原文】 汗出谵语者，以有燥屎在胃中，此为风也，须下之，过经乃可下，下之若早，语言必乱，以表虚里实故也。下之则愈，宜大承气汤。(217)

【解析】 此条之文，似浅而实深，仲景惧人不解，已自为注脚，不识后人何故茫然。胃有燥屎本当用下，以谵语而兼汗出，知其风邪在胸，必俟过经下之，始不增扰，所以然者，风性善行数变，下之若早，徒引之走空窍，乱神明耳。然胃有燥屎，下之不为大误，其小误止在未辨证兼乎风，若此者，必再一大下，庶大肠空而风邪得以并出，故自愈。此通因通用之法，亦将差就错之法也。(《伤寒缵论》卷上《阳明下篇》)

【原文】 阳明病，谵语有潮热，反不能食者，胃中必有燥屎五六枚也，宜大承气下之。若能食者，但硬尔。(215)

【解析】 "宜大承气汤下之"旧在"但硬尔"下，今正之。此以能食不能食辨燥结之微甚也。详仲景言，病人潮热谵语，皆胃中热盛所致，胃热则能消谷，今反不能食，此必热伤胃中津液，气化不能下行，燥屎逆攻于胃之故，故宜大承气汤急祛亢极之阳，以救垂绝之阴。若能食者，胃中气化自行，热邪原不为盛，津液不致大伤，大便虽硬而不久自行，不必用药反伤其气也。若以能食便硬而用承气，殊失仲景平昔顾虑津液之旨。(《伤寒缵论》卷上《阳明下篇》)

【原文】 阳明病，发热，汗出多者，急下之，宜大承气汤。(253)

【解析】 汗多则津液外渗，加以发热，则津液尽随热势蒸腾于

外，更无他法以止其汗，惟有急下引热势从大肠而出，庶津液不致尽越于外耳。（《伤寒缵论》卷上《阳明下篇》）

【原文】阳明病下之，心中懊憹而烦，胃中有燥屎者可攻。腹微满，初头硬，后必溏，不可攻之。若有燥屎者，宜大承气汤。（238）

【解析】以小承气汤试其可下，而用大承气汤下之矣。若下后心中懊憹而烦，为病在气分不解，当察其所下多少，或结或溏，然后方可定其可下不可下。设先前所下，初硬后溏，虽腹微满，为表邪乘虚入里之征，不可便下，须俟结定，乃可攻之。若先前所下纯是燥屎，为下未尽，即当再与大承气汤，以协济前药，急驱热邪，则烦满立解矣。（《伤寒缵论》卷上《阳明下篇》）

【原文】大下后六七日不大便，烦不解，腹满痛者，此有燥屎也，所以然者，本有宿食故也。宜大承气汤。（241）

【解析】大下后六七日重不大便，反加烦满腹痛，此先前所伤胃中宿食，因下后始得下，归大肠而复结也，当再攻之，则热邪与燥屎尽去，方得解散耳。（《伤寒缵论》卷上《阳明下篇》）

【原文】病人小便不利，大便乍难乍易，时有微热，喘冒不能卧者，有燥屎也，宜大承气汤。（242）

【解析】时有微热，喘促昏冒不能卧，胃腑热邪内实也。以其人之膀胱素有蓄热，才病即小便不利，所以大便乍难乍易，津既渗入大肠，则膀胱愈涸，热邪愈固，故宜急下以救阴为务也。（《伤寒缵论》卷上《阳明下篇》）

【原文】发汗不解，腹满痛者，急下之，宜大承气汤。（254）

【解析】发汗不解，反腹中满痛，则邪不在表而在里，惟有急下一法，庶满去而病自解也。（《伤寒缵论》卷上《阳明下篇》）

【原文】腹满不减，减不足言，当下之，宜大承气汤。（255）

【解析】腹满时减，复如故，为虚满，当用温药。今虽稍减，而实未尝不满，故为减不足言，言满至十分，即减去一二分，不足

杀其势也，当下无疑。(《伤寒缵论》卷上《阳明下篇》)

【原文】 伤寒六七日，目中不了了，睛不和，无表里证，大便难，身微热者，此为实也，急下之，宜大承气汤。(252)

【解析】 此一条，辨证最微细。大便难，则非久秘，里证不急也；身微热，则非大热，表证不急也，故曰无表里证。即此可验其热邪在中耳，热邪在中，亦不为急。但其人目中不了了，睛不和，则急矣。以阳明之脉络于目，阳明热甚，则土邪凌水，计惟急下以救阴为务也。(《伤寒缵论》卷上《阳明下篇》)

【原文】 阳明少阳合病，必下利，其脉不负者，顺也，负者失也，互相克贼，名为负也。脉滑而数者，有宿食也，当下之，宜大承气汤。(256)

【解析】 木土之邪交动，则水谷不停而急奔，故下可必也。阳明脉大，少阳脉弦，两无相负，乃为顺候。然两经合病，阳明之气衰，则弦独见，少阳胜而阳明负矣，下之固是通因通用之法，而土受克贼之邪，势必借大力之药，急从下夺，乃为解围之善著。然亦必其脉滑而数，有宿食者，始为当下无疑。设脉不滑数而迟软，方虑土败垂亡，尚敢下乎？(《伤寒缵论》卷下《合病并病篇》)

【原文】 少阴病，得之二三日，口燥咽干者，急下之，宜大承气汤。(320)

【解析】 伏气之发于少阴，其势最急，与伤寒之传经热证不同。得病才二三日，即口燥咽干，延至五六日始下，必枯槁难为矣，故宜急下以救肾水之燔灼也。按少阴急下三证，一属传经热邪亢极，一属热邪转入胃腑，一属温热发自少阴，皆刻不容缓之证，故当急救欲绝之肾水，与阳明急下三法同源异派。(《伤寒缵论》卷下《温热病篇》)

【原文】 二阳并病，太阳证罢，但发潮热，手足漐漐汗出，大便难而谵语者，下之则愈，宜大承气汤。(220)

【解析】二阳并病二条，皆是太阳与阳明并病。上条证初入阳明，而太阳仍未罢，则宜小汗，此条证已入阳明，而太阳亦随罢，故宜大下也。(《伤寒缵论》卷下《合病并病篇》)

【原文】少阴病，自利清水，色纯青，心下必痛，口干燥者，急下之，宜大承气汤。(321)

【解析】热邪传入少阴，逼迫津水，注为自利，质清而无滓秽相杂，色青而无黄赤相间，可见阳邪暴虐之极，反与阴邪无异。但阳邪传自上焦，其人心下必痛，口必干燥。设系阴邪，则心下满而不痛，口中和而不渴，必无此枯槁之象，故宜急下以救其阴也。

紫短舌，舌紫短而圆圈者，食滞中宫而热，传厥阴也，急用大承气汤下之。下后热退脉静舌柔和者生，否则死。(《伤寒舌鉴》)

【原文】少阴病，六七日，腹胀不大便者，急下之，宜大承气汤。(320)

【解析】少阴之证，自利者最多，虚寒则下利清谷，滑脱则下利脓血，故多用温药。传经阳邪内结，则自利纯清水，温热病则自利烦渴，并宜下夺清热。此以六七日不大便而腹胀可见邪热转归阳明，而为胃实之证，所以宜急下也。然六七日腹胀，不大便，何得目之少阴，必在先曾见咽痛，自利烦渴，至五六日后而变腹胀，不大便，是虽邪转入腑，而胃土过实，肾水不足以上供，有立尽之势，不得不急攻以救肾水也。(《伤寒缵论》卷上《少阴篇》)

二、 方药应用心得

白滑苔尖灰刺舌：此阳明腑兼少阳舌也。三四日自利脉长者，生。弦数者，死。如有宿食，用大承气下之，十可全五。

黄苔黑斑舌：黄苔中乱生黑斑者，其证必大渴谵语。身无斑者，大承气下之。如脉涩、谵语、循衣摸床、身黄斑黑者，俱不治。下出稀黑粪者死。

黑干短舌：舌至干黑而短，厥阴极热已深，或食填中脘膜胀所致。急用大剂大承气下之，可救十中一二。服后，粪黄热退则生，粪黑热不止者死。

红色人字纹裂舌：舌红甚而又有纹裂者，阳明热毒熏蒸膈上，故现人字纹也，宜服凉膈散。如渴甚，转矢气者，大承气下之。

深红虫碎舌：舌红更有红点，坑烂如虫蚀之状，乃水火不能既济，热毒炽盛也。不拘日数，宜小承气汤下之。不退，再以大承气下之。

红中微黄滑舌：病五七日，舌中有黄苔，是阳明证。如脉沉实，谵语，虽苔滑，宜大柴胡汤。若干燥者，此内邪热盛，急用大承气下之。(《伤寒舌鉴》)

问：伤寒夹食，何者宜消，何者宜下。曰：大法先去外邪，继除里实，在胃则宜消，在肠则宜下，若不分经府，内外并治，必致引邪内犯，故有表邪未尽不可攻里之戒，然人之禀不无偏胜，宿食亦有寒热，不可一途而取，如胃中痰湿素盛，必兼理气豁痰，胃虚不能蕴热，必兼温中消导。有寒食伏久而化热者，当兼清食积之火，有过用消克伤胃者，当温中养气，以资健运之能，若夫下症之缓急，岂特三阳明三承气而已。如虚寒坏病，非假人参之力，则攻之不应，寒积固结，非借附子行经，则下之不解，湿热胀闭，前后不通，下症最急，非用木香、苓、半，开发痰气，则推之愈逆，大约水道不利，肠鸣腹满之症，必无燥结，大黄必须姜制，芒硝断不可施，与夏秋肠澼同法。然有一下即安者，有下后肠空，胃中之实得下而黏者，制剂之大小，亦当师以成法。如大承气以荡实热，大黄不妨即用两许，双解散分解内外蕴热，和杂药不过二三钱，必续续而进，渐取开结之功。枳实栀子豉汤治食复，所加大黄，不过博棋子大五六枚，临症处方之际，苟非讲明有素，必合辙也。(《伤寒兼证析义》)

三、 医案

治一人，六月投渊取鱼，至深秋雨凉，半夜小腹痛甚大汗，脉沉弦细实，重取如循刀责责然，夫腹痛，脉沉弦细实，如循刀责责然，阴邪固结之象，便不当有汗。今大汗出，必瘀血留结，营气不能内守而渗泄于外也，且弦脉亦肝血受伤之候，与大承气加桂二服，微利痛减，连日于未申时，复坚硬不可近，与前药加桃仁泥，下紫血升余痛止，脉虽稍减而责责然犹在，又以前药加川附子，下大便四五行，有紫黑血如破絮者二升而愈。(《张氏医通》卷五《诸痛门》《腹痛》)

石顽治陈仲吾劳力感寒，其人年齿虽高，而形体丰盛，饮啖兼入，湿热素盛，初冬患发热胸腹胀满，甫四日而舌苔焦黑芒刺，痰喘声嘶，谵语喃喃不休，手足动掷不宁，时发呃一二声，二便秘涩，脉洪滑搏指，右倍於左，此湿热挟邪郁发，下证之最急者，遂疏大承气入铁浆、竹沥、姜汁与之。诸医咸谓日数未久，不可便下，殊不知湿热上逆，热若洪水泛滥，稍迟则胀透膈膜，神丹莫济矣。彼至戚中有善医者，深以余言为然，急令煎服，连下黏垢二次，热与谵语稍止，更服小陷胸至四五剂，神识始清，糜粥倍进，半月后频索醇酒，恣啖新橘，致痰湿复聚，仍痞闷谵妄发热，或欲再进前方，取决于余，诊之则人迎小弱，而气口虚大，按之即无，安有复下之理。况仲景谵语例中，亡阳火逆，皆为虚证，此属少阳生气衰微，痰涎沃胆之候，遂与柴胡龙骨牡蛎一剂而安。继询善后之策，惟香砂六君理脾运痰为第一义，惜乎庞见杂出，终亏一篑之功耳。(《伤寒绪论》卷下)

第四节 麻子仁丸

一、原文及解析

【原文】趺阳脉浮而涩，浮则胃气强，涩则小便数，浮涩相搏，大便则难，其脾为约，麻仁丸主之。(247)

麻仁丸

麻子仁二升，熬，晒，去壳 芍药半斤 枳实半斤，炙 大黄一斤，去皮 厚朴一斤，去皮，炙 杏仁一斤，去皮尖，熬，别作脂上六味为末，炼蜜为丸，桐子大，饮服十丸，日三服渐加，以利为度。

【解析】成注谓胃强脾弱，脾不为胃行其津液，大谬。若果脾弱，即当补矣，何为麻仁丸中反加大黄、厚朴、枳实乎？仲景言胃强，原未言脾弱，况其所谓胃强，正是因脾之强而强。盖约者，省约也，脾气过强，将三五日胃中所受之谷，省约为一二弹丸而出，全是脾土过燥，至令胃中之津液日渐干枯，所以大便为难也。设脾气弱，即当便泄矣，岂有反难之理乎？相传谓脾约不能约束胃中之水，何以反能约束胃中之谷耶？在阳明例中，凡宜攻下者，惟恐邪未入胃，大便弗硬，又恐初硬后溏，不可妄攻。若欲攻之，先与小承气汤，试其转矢气者，方可攻，皆是虑夫脾气之弱，故尔踌躇也。若夫脾约一证，在太阳已当下矣，更何待阳明耶！（《伤寒缵论》卷上《阳明下篇》）

二、 方药应用心得

麻子仁，即麻子黄，甘平，无毒。入药微炒研用，入丸汤泡去壳，取帛包煮沸汤中浸至冷出之，垂井中一夜，勿着水，次日日中曝干，挼去壳，簸扬取仁。《本经》实名麻仁，补中益气，久服肥健不老神仙。花名麻勃，治一百二十种恶风，黑色，遍身苦痒，逐诸风恶血，女人经候不通。发明：麻仁入手阳明、足太阴，其性滋润。初服能令作泻，若久服之能令肥健，有补中益气之功。脏腑结燥者宜之。仲景治阳明病汗多胃热便难，脾约丸用之，取润脾土枯燥也。《日华》止消渴，通乳汁，主催生难产，及老人血虚，产后便秘宜之。麻勃治身中伏风，同优钵罗花为麻药，砭痛肿不知痛。叶绞汁，服五合下蛔虫，捣烂敷蝎毒俱效。黄麻破血利小便。麻根捣汁治产难衣胞不下，煮服治崩中不止，生走而熟守也，并治热淋下血不止。根叶并治挝打瘀血，心腹满痛，捣汁服之皆效。陈黄麻烧灰，酒服方寸匕，散内伤瘀血。（《本经逢原》卷三《谷部》）

此治素惯脾约之人，复感外邪，预防燥结之法。方中用麻、杏二仁，以润肠燥，芍药以养阴血，枳实大黄以泄实热，厚朴以破滞气也。然必因客邪加热者，用之方为合辙，后世以此概治老人津枯血燥之闭结，但取一时之通利，不顾愈伤其真气，得不速其咎耶！

涩脉者，指下涩滞不前，《内经》谓之参伍不调。叔和喻以轻刀刮竹，通真子譬之如雨沾沙。长沙又以泻漆之绝。比拟虽殊，其义则一。不似迟之指下迟缓，缓脉之脉象纡徐，濡脉之来去绵软也。良由津血亏少，不能濡润经络，所以涩涩不调。故经有脉涩曰痹，寸口诸涩亡血，涩则心痛，尺热脉涩为解㑊侏，种种皆阴血消亡，阳气有余，而为身热无汗之病。亦有痰食胶固中外，脉道阻滞，而见涩数模糊者，阴受水谷之害也。《金匮》云：寸口脉浮大，按之反涩，尺中亦微而涩，知有宿食。有发热头痛，而见浮涩数盛者，阳中雾露之气也。雾伤皮腠，湿流关节，总皆脉涩，但兼浮数沉细之不同也。有伤寒阳明腑实，不大便而脉涩。温病大热而脉涩，吐下微喘而脉涩，水肿腹大而脉涩，消瘅大渴而脉涩，痰证喘满而脉涩，病在外而脉涩，妇人怀孕而脉涩，皆证脉相反之候。间有因胎病而脉涩者，然在二三月时有之。若四月胎息成形之后，必无虚涩之理。平人无故脉涩，为贫窘之兆。尺中蹇涩则艰于嗣。《金匮》云：男子脉浮弱而涩则无子，精气清冷。其有脉塞而鼓如省客，左右旁至如交漆。按之不得如颓土，皆乖戾不和，殊异寻常之脉，故《素问》列之大奇。（《诊宗三昧》）

问冲阳太溪，皆足之动脉，每见时师求之于垂毙之时，验乎不验乎？答曰：是即仲景趺阳少阴也。尝闻气口成寸，以决死生。未尝决之于二处也。或谓以此本属胃与肾脉，虽变其名，仍当气口尺中诊之。脉法以寸口趺阳少阴三者并列而论，是即寸关尺三部之别号，但未明言其故耳。喻嘉言释仲景平脉首条云：条中明说三部，即后面趺阳少阴，俱指关尺而言，然何以止言趺阳少阴。盖两寸主乎上焦，营卫之所司，不能偏于轻重，故言寸口。两关主乎中焦，脾胃之所司，宜重在右，故言趺阳。两尺主乎下焦，宜重在左，故言少阴。此先得我心之所同然。但二处动脉，犹可求其绝与不绝，非推原某脉主某病也。设闺中处子，而欲按其足上之脉，殊为未便。（《诊宗三昧》）

第五节　桃核承气汤

一、原文及解析

【原文】太阳病不解，热结膀胱，其人如狂，血自下，下者愈。其外不解者，尚未可攻，当先解外。外解已，但少腹急结者，乃可攻之，宜桃核承气汤。（106）

桃核承气汤

桃仁五十个，去皮尖　桂枝二两　甘草二两，炙　大黄四两，酒浸　芒硝二两

上五味，以水七升，煮取二升半，去滓，内芒硝，更上火微沸，温服五合，日三服，当微利。

【解析】邪热搏血结于膀胱，必沸腾而侮心火，故其人如狂，见心虽未狂，有似乎狂，以血为阴类，不似阳邪内结之抂越也。血自下者，邪热不留，故愈。若少腹急结，则膀胱之血虽蓄而不行，须先解外乃可攻，其攻法亦自不同，必用桃仁增入承气以达血所，仍加桂枝分解外邪，即如五苓、大柴胡两解表里同义。（《伤寒缵论》卷上《太阳中篇》）

二、方药应用心得

夫人饮食起居，一失其节，皆能使血瘀滞不行也。衄者，血蓄上焦，犀角地黄汤，心下手不可近者，血蓄中焦，桃核承气汤，脐腹下肿大便黑者，血蓄下焦也，抵当汤丸、下瘀血汤，及代抵当汤，随轻重选用，三焦蓄血，俱见左脉，以肝主诸血故也。登高坠下，重物撞打，箭簇刃伤，胸腹积血不散，以童便同酒煎大黄，随轻重下之，或香壳散加童便，腰胁滞痛，复元通气散去牵牛，加枳壳、柴胡、牡丹皮，恶血留于腹胁，痛不可忍，复元活血汤，挟血如见祟状，当归活血汤，醉饱入房，竭力伤肝，蓄血在胃口者，韭汁、童便下越鞠丸，不应，合平胃散去苍术加桃仁、丹皮相和服，虚人，理中、越鞠相和服，在少腹，代抵当丸加熟附子三分，虚

者，必加人参钱许以助药力，身有寒热发黄，脉弦细而伏，服补泻诸药不应，《千金》用大黄、芒硝、归尾、桃仁、人参、桂心为散，酒服二方寸匙，借参、桂之力以攻之，膏粱肥盛，多味痰湿热，血蓄胃口，或兼胁满，或少腹结痛，朝用浚血丸，兼培胃气，夕用变通抵当丸，专散蓄血，方得峻药缓攻之妙。

虚人虽有瘀血，其脉亦芤，必有一部带弦，宜兼补以去其血，桃核承气加人参五钱，分三服缓攻之，可救十之二三，又中气虚人，胃脘有死血，每食姜汤必呃，宜人参、云术各二两为末，桃仁一两，同干漆炒，去漆研细，蜜丸弹子大，早晚细嚼一丸，醇酒下。石顽曰：蓄血下黑如漆，最为危殆，但下后神气稍宁，脉无变异，即为可疗，若下后神气昏愦，脉见虚脱，加以厥冷呃逆，多不可救。(《张氏医通》卷五《蓄血》)

桃仁，苦甘平，无毒。去皮尖。生用则和血，连皮尖炒用即破血。同干漆拌炒大破宿血。双仁者有毒勿用。《本经》主瘀血血闭癥瘕邪气，杀三虫。桃仁入手足厥阴血分，为血瘀、血闭之专药。苦以泄滞血，甘以生新血，毕竟破血之功居多。观《本经》主治可知仲景桃核承气，抵当汤，皆取破血之用。又治热入血室瘀积癥瘕经闭疟母，心腹痛，大肠秘结，亦取散肝经之血结。熬香治癞疝痛痒，《千金》法也。桃实甘酸，多食令人腹热作泻。桃奴杀百鬼精物，疗中恶腹痛瘀血癥坚。破血，酒磨服；止血，烧灰服。桃树上胶最通津液，能治血淋、石淋、痘疮黑陷，必胜膏用之。桃叶治传尸，有水炙法，方用桃叶一斗，艾叶、厚朴各二两，分二囊盛，置以火酒数斤煮沸，更迭煮药，熨患人背脊，酒尽为度，不过三次，瘵虫永绝。又疮中小虫，捣烂涂之。(《本经逢原》卷三《果部》)

第六节 抵当汤

一、原文及解析

【原文】太阳病六七日，表证仍在，脉微而沉，反不结胸，其

人发狂者，以热在下焦，少腹当硬满，小便自利者，下血乃愈。所以然者，以太阳随经，瘀热在里故也，抵当汤主之。(124)

抵当汤

水蛭三十个，猪脂熬黑　虻虫二十个，熬，去翅足　大黄三两，酒浸　桃仁二十个，去皮尖

上四味，为末以水五升，煮取三升，去滓，温服一升，不下再服。

【解析】此条之证，较前条更重，且六七日表证仍在，曷为不先解其外耶？又曷为攻里药中不兼加桂枝耶？以脉微而沉，反不结胸，知邪不在上焦而在下焦也。若少腹硬满，小便自利，则其人之发狂者，为血蓄下焦无疑。故下其血自愈。盖邪结于胸，则用陷胸以涤饮，邪结少腹则用抵当以逐血，设非此法，则少腹所结之血，既不附气而行，更有何药可破其坚垒哉?!(《伤寒缵论》卷上《太阳中篇》)

【原文】太阳病，身黄，脉沉结，少腹硬，小便不利者，为无血也。小便自利，其人如狂者，血证谛也。抵当汤主之。(125)

【解析】血证为重证，抵当为重药，恐人当用而不敢用，故重申其义。言身黄、脉沉结、少腹满三者，本为蓄血之证，然只见此，尚与发黄相邻，必其人如狂、小便自利，为血证无疑。设小便不利，乃热结膀胱，无形之气病，为发黄之候也，其小便自利，则膀胱之气化行，然后少腹结满者，允为有形之蓄血也。(《伤寒缵论》卷上《太阳中篇》)

【原文】阳明病，其人善忘者，必有蓄血，所以然者，本有久瘀血，故令善忘，屎虽硬，大便反易，其色必黑，宜抵当汤主之。(237)

【解析】太阳热结膀胱，轻者如狂，桃核承气汤，重则发狂，用抵当汤。此阳明善忘之证，本差减于如狂，乃用抵当汤峻攻之者，以阳明多血，阳明之血结，则较太阳为难动故也。按大便色黑，虽曰瘀血，而热邪燥结之色未尝不黑也，但瘀血则黏黑如漆，

燥结则晦黑如煤，此为明辨也。(《伤寒缵论》卷上《阳明下篇》)

【原文】病人无表里证，发热七八日，虽脉浮数者，可下之。假令已下，脉数不解，令热则消谷善饥，至六七日不大便者，有瘀血，宜抵当汤。(258)

【原文】若脉数不解，而下不止，必协热而便脓血也。(257)

【解析】病虽七八日，尚发热，脉浮数，仍属太阳表证，因误下引邪内入，所以脉数不解，内外合邪，而见消谷善食，谷入既多，反至六七日不大便，且不烦渴，是知其证非气结，而为血结，以其表证误下，尚兼太阳随经之热未尽，故以抵当为至当也。若脉数不解而下利不止，乃对假令已下，脉数不解五句之文。见已下，脉数不解，六七日不大便，则宜抵当；若下利不止，又当随其下血不下血而异治。倘血分之热邪不除，必协热而便脓血也。详此条系仲景揣度庸工之设辞，意谓治病无问表里证，但发热至七八日，虽脉浮数意谓皆可下之，谓其日数既久，邪气已入于腑，可下而已，非实谓此证有可下也。仲景立法之至圣，断无脉浮发热，表证表脉，而教人可下之理。《尚论》以为七八日为时既久，势不得不用下法，殊觉昧昧。(《伤寒缵论》卷上《阳明下篇》)

二、 方药应用心得

水蛭，咸苦平有毒。水蛭是小长色黄，挑之易断者，勿误用泥蛭头圆身阔者，服之令人眼中如生烟，渐至枯损。凡用水蛭，曝干，猪油熬黑，令研极细，倘炙不透虽为末，经年得水犹活，入腹尚能复生。凡用须预先熬黑，以少许置水中七日内不活者，方可用之。《本经》逐恶血瘀血月闭，破血瘕积聚，无子，利水道。发明：咸走血，苦胜血，水蛭之咸苦以除蓄血，乃肝经血分药，故能通肝经聚血，攻一切恶血聚积。《本经》言无子，是言因血瘕积聚而无子也。《别录》云堕胎，性劣可知。昔人饮水误食水蛭，腹痛面黄，饮泥浆水数碗乃得下，盖蛭性喜泥，得土气随出，或用牛羊热血同猪脂饮亦下，或以梅浆水多饮则蛭溶化而出也。

虻虫，即蜚虻，苦微寒，有毒。即啖牛血蝇，去翅足炒用。《本经》逐瘀血，破血积坚痞癥瘕寒热，通利血脉九窍。虻食血而治血，因其性而为用，肝经血分药也。《本经》治癥瘕寒热，是因癥瘕而发寒热，与蜣螂治腹胀寒热不殊。仲景抵当汤丸水蛭、虻虫虽当并用，二物之纯阴悬殊。其治经闭用四物加蜚虻，作丸服甚良，以破瘀血而不伤血也。苦走血，血结不行者，以苦攻之，其性虽缓，亦能堕胎。(《本经逢原》卷四《虫部》)

第七节　抵当丸

原文及解析

【原文】伤寒有热，少腹满，应小便不利，今反利者，为有血也。当下之，不可余药。(126)

抵当丸

水蛭二十个，猪脂熬　虻虫二十五个，熬，去足翅　大黄三两桃仁二十个，去皮尖

上四味，杵分为四丸，以水一升，煮一丸，取七合，服之晬时当下血，若不下者，更服。

【解析】宜抵当圆变汤为冈矜，恐荡涤之不尽也。煮而连滓服之，与大陷胸圆同义。(《伤寒缵论》卷上《太阳中篇》)

第八节　茵陈蒿汤

一、原文及解析

【原文】阳明病，发热汗出，此为热越，不能发黄也。但头汗出，身无汗，齐颈而还，小便不利，渴引水浆者，此为瘀热在里，身必发黄，茵陈蒿汤主之。(236)

茵陈蒿汤

茵陈蒿六两　栀子十四枚，擘　大黄二两

上三味，以水一斗，先煮茵陈蒿，减六升，内二味，煮取三升，去滓，分温三服。

【解析】瘀热在里而用茵陈蒿汤，与太阳寒湿，身黄如橘者同义。然彼因腹微满，此因渴饮水浆，所以用大黄佐茵陈驱热利湿也。(《伤寒缵论》卷上《阳明下篇》)

【原文】伤寒七八日，身黄如橘子色，小便不利，腹微满者，茵陈蒿汤主之，小便当利，尿如皂角汁状，色正赤，一宿腹减，黄从小便去也。(236)

【解析】色黄鲜明，其为三阳之热无疑，小便不利，腹微满，乃湿家之本证，不得因此指为伤寒之里证也。方中用大黄者，取佐茵陈、栀子，建驱除湿热之功，以利小便，非用下也。然二便有偏阻者，有因前窍不利而后窍并为不通者，如阳明证不更衣十日无苦，渴者与五苓散，一条，非湿热挟津液下渗膀胱，而致大便枯燥不通耶，此因湿热搏聚，小便不利，致腹微满，故少与大黄同水道药开泄下窍，则二便俱得通利，而湿热势杀，得以分解矣。或问仲景既云寒湿，而用药又皆祛湿热之味，其故何耶？盖始本寒湿袭于躯壳，久之阳气渐复，则郁发而为热矣。若泥"寒"字，全失移寒化热之义。(《伤寒缵论》卷上《太阳下篇》)

二、 方药应用心得

白苔尖灰根黄舌：此太阳湿热并于阳明也。如根黄色润、目黄小便黄者，茵陈蒿汤加减。

微黄苔舌：舌微黄而不甚燥者，表邪失汗而初传里也，用大柴胡汤。若身目俱黄者，茵陈蒿汤。

黄大胀满舌：舌黄而胀大者，乃阳明胃经湿热也，证必身黄、便秘、烦躁，茵陈蒿汤。如大便自利而发黄者，五苓散加茵陈、栀子、黄连等治之。

黄根白尖舌：舌尖白根黄，乃表邪少而里邪多也，天水散、凉膈散合用。如阳明无汗、小便不利、心中懊憹者，必发黄，茵陈蒿汤。

红内红星舌：舌见淡红色，又有大红星点如疮瘰者，湿热伤于脾土而欲发黄之候，宜茵陈蒿汤、五苓散选用。

红中微黄根舌：热入阳明胃腑，故舌根微黄。若头汗、身凉、小便难者，茵陈蒿汤加栀子、香豉。（《伤寒舌鉴》）

黄疸有干有湿，干黄者，肺燥也，小便自利，四肢不沉重，渴而引饮，栀子柏皮汤；湿黄者，脾湿也，小便不利，四肢沉重，似渴不欲饮者，麻黄连轺赤小豆汤；身黄如橘子色，小便不利，腹微满者，茵陈蒿汤；渴者，茵陈五苓散。谷疸者，食毕即头眩，心中怫郁不安，遍身发黄是也，小柴胡去参加白术、炮姜、胆草、枳实；二便秘者，茵陈蒿汤。（《张氏医通》卷九《杂门·黄疸》）

夫人身之神，贵于藏而默用，见于外则内虚也。其证皆由脾气有亏，运化失职，湿热留于肌肤，发而为疸。钱仲阳所谓身痛背强，二便涩滞，遍身面目爪甲皆黄，小便褐色是也。治法：宜固脾为先，如专用克伐宽中、淡泄利水之药，则鲜有不致危者。若初生及百日之中，半旬之内，不因病而身黄者，胃热胎黄也。腹大食土，为脾疳，兼作渴冷冻饮料，泻黄散。小便不利，五苓散加茵陈。大便秘，茵陈蒿汤。病后发黄，肢体浮肿，白术散。清便自调，肢冷嗜卧，益黄散。身淡黄白，理中丸加茵陈。身热膈满，肌肤面目皆黄，泻黄散加枳壳、生姜。若闭目壮热，多哭不已，大小便赤涩，口中热气，乃妊母厚味遗毒也，母子并服清胃散、生料地黄丸，忌酒面五辛热物。倘误伤脾土，急则惊风吐泻，缓则肢体浮肿，小便不利，眼目障闭，多成疳疾矣。又有脾虚发黄者，当于脾胃中求之。（《张氏医通》卷十一《婴儿门上·黄瘅》）

茵陈蒿汤，其旨全在通利水道，不得不借幽门为向导尔。（《张氏医通》卷十六《专方·湿门》）

茵陈蒿，苦平微寒，无毒。《本经》主风湿寒热邪气，热结黄胆。发明：茵陈有二种，一种叶细如青蒿者，名绵茵陈，专于利水，为湿热黄疸要药；一种生子如铃者，名山茵陈，又名角蒿，其味辛苦小毒，专于杀虫，治口齿疮绝胜，并入足太阳。《本经》主风湿寒热，热结黄疸，湿伏阳明所生之病，皆指绵茵陈而言。仲景茵陈蒿汤以之为君，治湿热发黄。栀子柏皮汤以之为佐，治燥热发黄。如苗涝则湿黄，旱则燥黄。其麻黄连翘赤小豆汤以之为使，治瘀热在里而身黄，此三方分治阳黄也。其治阴黄则有茵陈附子汤，各随燥湿寒热而为主治。按茵陈专走气分而利湿热，若蓄血发黄，非此能治也。《外台》治齿龈宣露，《千金》治口疮齿蚀，并用烧灰涂之，有汁吐去，一宿即效。而杀虫方中，一味煎汤，内服外洗，皆用角蒿，专取逐湿化热之功也。（《本经逢原》卷二《隰草部》）

第九节　大陷胸汤

一、原文及解析

【原文】伤寒六七日，结胸热实，脉沉而紧，心下痛，按之石硬者，大陷胸汤主之。（135）

大陷胸汤

大黄六两，去皮　芒硝一升　甘遂一钱

上三味，以水六升，先煮大黄，取二升，去滓，内芒硝，煮一两沸，内甘遂末，温服一升。得快利，止后服。

【解析】热实二字，形容结胸之状甚明，见邪热填实于膈间也。前条言寸脉浮，关脉沉，此言脉沉紧更明。盖紧脉有浮沉之别，浮紧主伤寒无汗，沉紧主伤寒结胸，则知结胸非中风下早而成也。（《伤寒缵论》卷下《脏结结胸篇》）

【原文】伤寒十余日，热结在里，复往来寒热者，与大柴胡汤。但结胸，无大热者，此为水结在胸胁也。但头微汗出者，大陷胸汤主之。（136）

【解析】治结胸证，所用陷胸之法者，以外邪挟内饮搏结胸间，未全入于里也。若十余日热结在里，则是无形之邪热蕴结，必不定在胸上，而非结胸明矣。加以往来寒热，仍兼半表，当用大柴胡汤，两解表里之热邪，于陷胸之义无取也。"无大热"与上文热实互意，内陷之邪但结胸间，而表里之热，反不炽盛，是谓水饮结在胸胁。其人头有微汗，乃邪在高而阳气不得下达之明征。此则用大陷胸汤，允为的对。（《伤寒缵论》卷下《脏结结胸篇》）

【原文】太阳病，重发汗而复下之，不大便五六日，舌上燥而渴，日晡所小有潮热：从心下至少腹硬满，而痛不可近者，大陷胸汤主之。（137）

【解析】不大便，燥渴，日晡潮热，少腹硬满，证与阳明颇同。但小有潮热，则不似阳明之大热；从心下至少腹，手不可近，则阳明又不似此大痛。因是辨其为太阳结胸，兼阳明内实也。缘误汗误下，重伤津液，不大便而燥渴潮热，更加痰饮内结，必用陷胸汤。由胸胁以及胃肠，始得荡涤无余。若但下肠胃结热，反遗膈上痰饮，则非法矣。（《伤寒缵论》卷下《脏结结胸篇》）

二、 方药应用心得

甘遂，苦甘大寒，有毒，面裹煨熟用，反甘草。其根皮赤肉色白，作连珠大如指头，质重，不蛀者良；赤皮者，性尤烈。《本经》主大腹疝瘕，腹满，面目浮肿，留饮宿食，破癥坚积聚，利水谷道。发明：甘遂色白味苦，先升后降，乃泻水之峻药。《本经》治大腹疝瘕，面目浮肿，留饮宿食等病，取其苦寒迅利疏通十二经，攻坚破结，直达水气所结之处。仲景大陷胸汤，《金匮》甘草半夏汤用之，但大泻元气，且有毒，不可轻用。肾主水，凝则为痰饮，溢则为肿胀。甘遂能泻肾经湿气，治痰之本也。不可过服，中病则止。仲景治心下留饮与甘草同用，取其相反而立功也。《肘后方》治身面浮肿，甘遂末二钱，以雄猪肾一枚分七片入末拌匀，湿纸裹煨令熟，每日服一片，至四五服，当腹鸣小便利是其效也。然水肿鼓胀，类多脾阴不足，土虚不能制水，法当辛温补脾实土兼利小便；若误用甘遂、大戟、商陆、牵牛等味，祸不旋踵。而癫痫心风血邪，甘遂二钱为末，以猪心管血和药，入心内缚定，湿纸裹煨熟，取药入辰砂末一钱，分四圆，每服一圆，以猪心煎汤下，大便利下恶物为效，未下，更服一圆。凡水肿未全消者，以甘遂末涂腹绕脐令满，内服甘草汤，其肿便去。二物相反而感应如此，涂肿毒如上法亦得散。又治肥人卒然耳聋，甘遂一枚，绵裹塞耳中，口嚼甘草，耳卒然自通也。(《本经逢原》卷二《毒草部》)

第十节　大陷胸丸

一、原文及解析

【原文】结胸者，项亦强，如柔痉状，下之则和，宜大陷胸圆。(131)

大陷胸圆

大黄半斤　芒硝半升　葶苈半升，熬　杏仁半升，去皮尖，熬黑

上四味，捣筛二味，内杏仁、芒硝，合研如脂，和散，取如弹丸一牧，别捣甘遂末一钱匕，白蜜二合水二升，煮取一升，温顿服之。一宿乃下，如不下更服，取下为效。禁如药法。

【解析】结胸而至颈项亦强，证愈笃矣！盖胸间邪结紧实，项势常昂，有似柔痉之状。然痉病身首俱张，此但项强，原非痉也，借此以验胸邪十分紧逼。以大陷胸汤下之，恐过而不留，即以大陷胸圆下之，又恐滞而不行，故煮而连淬服之，然后与邪相当。观方中用大黄、芒硝甘遂，可谓峻矣；而更加葶苈、杏仁，以射肺邪，而上行其急；煮时又倍加白蜜，以留恋润导之，而下行其缓。必识此意，始得用法以之妙。(《伤寒缵论》卷下《脏结结胸篇》)

二、方药应用心得

葶苈，辛苦寒，小毒，酒洗净焙用，疗实水满急，生用。《本经》主癥瘕，积聚结气，饮食寒热，破坚逐邪，通利水道。发明，葶苈苦寒不减硝黄，专泄肺中之气，亦入手阳明、足太阳，故仲景泻肺汤用之。肺气壅塞则膀胱之气化不通，譬之水注，上窍闭则下窍不通，水湿泛溢，为喘满，为肿胀，为积聚，种种诸病生矣。辛

能散，苦能泄，大寒沉降，能下行逐水。亦能泄大便，为其体轻，性沉降，引领肺气下走大肠。又主肺痈喘逆，痰气结聚，通身水气，脾胃虚者宜远之。大戟去水，葶苈愈胀，用之不节，反乃成病。葶苈有甘、苦二种，缓、急不同，大抵甜者下泄性缓，虽泄肺而不伤胃。苦者下泄之性急，既泄肺而复伤胃，故以大枣辅之。然肺之水气膹满急者，非此不能除。但水去则止，不可过剂。（《本经逢原》卷二《隰草部》）

第十一节　小陷胸汤

一、原文及解析

【原文】小结胸病，正在心下，按之则痛，脉浮滑者，小陷胸汤主之。（138）

小陷胸汤

黄连一两　半夏半升，洗　栝楼实大者，一枚

上三味，以水六升，先煮栝楼取三升，去滓，内诸药，煮取二升，去滓，分温三服。

【解析】小结胸病，正在心下，则不似大结胸之高在心上也。按之则痛，比手不可近，则较轻也。而脉之浮又浅于沉，滑又缓于紧，可见其人外邪陷入原微。但痰饮素盛，挟热邪而内结，所以脉见浮滑也。黄连、半夏、栝楼实，药味虽平，而泄热散结亦是突围而入，所以名为"小陷胸"也。（《伤寒缵论》卷下《脏结结胸篇》）

二、方药应用心得

栝楼实甘寒润燥，宜其为治嗽消痰止渴之要药，以能洗涤胸膈中垢腻郁热耳。仲景治喉痹痛，引心肾咳唾喘息及结胸满痛，皆用栝楼实取其甘寒不犯胃气，能降上焦之火，使痰气下降也。其性较栝楼根稍平，而无寒郁之患，但脾胃虚及呕吐自利者不可用。（《本经逢原》卷二《毒草部》）

第十二节　蜜煎导

一、原文及解析

【原文】阳明病，自汗出，若发汗，小便自利者，此为津液内竭，虽硬不可攻之，当须自欲大便，宜蜜煎导而通之。若土瓜根及大猪胆汁，皆可为导。(233)

蜜煎导方

蜜七合，一味，内铜器中，微火煎之，稍凝如饴状搅之，勿令焦著，欲可丸并手捻作挺，令头锐大如指，长三寸许，当热时急作，冷则硬，以纳谷道中，以手急抵，欲大便时，乃去之。

猪胆汁方

大猪胆一枚，泻汁，和醋少许，以灌谷道中，如一食顷，当大便出。

【解析】凡系多汗伤津，及屡经汗下不解，或尺中脉迟弱，元气素虚人，当攻下而不可攻者，并宜导法。但须分津液枯者用蜜导，热邪盛者用胆导，湿热痰饮固结，姜汁、麻油浸栝楼根导，惟下旁流水者，导之无益，非大承气峻攻不效，以实结在内而不在下也。至于阴结便秘者，宜于蜜导中加姜汁、生附子末，或削陈酱姜导之，此实补仲景之未逮也。(《伤寒缵论》卷上《阳明下篇》)

二、方药应用心得

其证五六日大便不通，按之坚满，绕脐攻痛，小便虽利而黄赤，其脉数实有力，为腑邪实结而痛满，大承气下之。若因津血枯涩而结者，其脉虽数而不甚旺，麻仁丸、通幽汤之类。无故而大便不通，少腹微满，尺脉虽数，而必微弱者，蜜煎导之，夏月可用猪胆导，慎不可用攻里之药，攻之胃气受伤，必生他患也。(《张氏医通》卷五《诸痛门·小腹痛》)

诸秘服药不通，或虚人畏服利药者，宜蜜煎导、削酱姜导，分寒热选用。其猪胆导，非伤寒邪热，不可轻试，病患胃气虚者，用之往往有呃逆之虞，不可不慎。或问干结之甚，硝、黄亦可暂用否。曰：承气汤用硝、黄，乃伤寒邪热入里，胃液干枯，肾水涸竭，故宜急下以救阴津为务。若老人虚人，及病后肾水本亏，以致燥结，再用硝、黄下之，是虚其虚，目下取快一时，来日复秘愈甚，欲再下之，虽铁石不能通矣。倘遇此证，当劝慰之，缓图奏效，切勿性急，自贻其咎也。（《张氏医通》卷七《大小府门·大便不通》）

第十三节　三物白散

一、原文及解析

【原文】寒实结胸，无热证者，与三物白散。（141）

白散

桔梗三分　贝母三分　巴豆一分，去皮心，熬黑，研如脂

上二味为末，内巴豆，更于白中杵之，以白饮和服。强人半钱，羸者减之。病在膈上必吐，在膈下者必利，不利进热粥一杯，利过不止，进冷粥一杯，即愈。

【解析】寒实结胸，乃寒饮结聚而无大热也。意谓小陷胸半夏、栝蒌实，足以去其痰饮，又虑黄连难祛寒实，故又主白散，取巴豆之辛热破结，贝母之苦寒开郁，桔梗载之上涌为的当耳。（《伤寒缵论》卷下《脏结结胸篇》）

二、方药应用心得

白散（《玉函》）治寒实结胸。备急丸去干姜、大黄。用巴霜一钱，加桔梗芦、贝母各三钱，为散，白饮和服半钱。羸者减之。雷氏千金丸治胸胀冷积作痛。备急丸加焰硝、桂心。（《张氏医通》卷十六《祖方·备急丸》）

巴豆，辛热，大毒。去壳及心炒紫黑，或烧存性，或研烂纸包压去油，取霜，各随方制。《本经》主伤寒湿疟寒热，破症瘕结聚，坚积留饮，痰癖大腹，荡练五脏六腑，开通闭塞，利水谷道，去恶

肉，除鬼毒蛊疰邪物，杀虫鱼。巴豆辛热，能荡练五脏六腑，不特破癥瘕结聚之坚积，并可治伤寒湿疟之寒热，如仲景治寒实结胸用白散，深得《本经》之旨。世本作温疟，当是湿疟，亥豕之谬也。其性峻利，有破血排脓、攻痰逐水之力，宜随证轻重而施。生用则峻攻，熟用则温利，去油用霜则推陈致新，随证之缓急而施反正之治。峻用则有戡乱却病之功，少用亦有抚绥调中之妙。可以通肠，可以止泻，此发千古之秘也。一老妇人，久病溏泄，遍服调脾升提止涩诸药，则泻反甚，脉沉而滑，此脾胃久伤、冷积凝滞所致。法当以热下之则寒去利止，自后每用以治泄痢结聚诸病，多有不泻而病痊者，妙在得宜耳。苟用不当则犯损阴之戒矣。

按：巴豆、大黄同为攻下之剂，但大黄性寒，腑病多热者宜之；巴豆性热，脏病多寒者宜之。其壳烧灰存性，能止泻痢亦却病之效也。孕妇禁用，以力能堕胎也。元素曰：巴豆乃斩关夺门之将，不可轻用。世以治酒病膈气，以其辛热能开通肠胃郁热耳，第郁结虽通，血液随亡，其阴亏损。伤寒结胸，小儿疳积用之，不死亦危。奈何庸人畏大黄而不畏巴豆，以其性热剂小耳，试以少许轻擦完肤，须臾发泡，况下肠胃能无熏灼溃烂之患乎。即有急证不得已而用之，压去其油取霜少许入药可也。（《本经逢原》卷三《乔木部》）

贝母，甘苦平，微寒，无毒。反乌头。川者味甘最佳，西者味薄次之，象山者微苦又次之，一种大而苦者，仅能解毒，并去心用。凡肺经药皆当去心，不独贝母也。其独颗无瓣者名丹龙睛，误服令人筋不收持。《本经》主伤寒烦热，淋沥邪风，疝瘕喉痹，乳难金疮，风痉。发明：贝母乃手太阴肺经气分药，兼入手少阴心经。一名虻䗫，言采其虻，善解心胸郁结之气，故诗人以此寓焉。肺受心包火乘，因而生痰；或为邪热所干，喘嗽烦闷，非此莫治。详《本经》主伤寒烦热者，甘寒能解烦热也。淋沥者，热结二肠也。清心肺郁热而淋沥通矣。疝瘕者，足厥阴之邪干手厥阴也。《经》曰：诊得心脉搏滑急，为心疝，少腹当有形也。喉痹者，热郁结于上也。《经》云：二阴一阳结，谓之喉痹，心主三焦之脉，皆络于喉也。乳难者，郁热结于手足厥阴也。风痉者，金疮热郁生风而成痉，总取解散郁结之邪也。仲景治伤寒寒实结胸，外无热证者，小陷胸汤主之，白散亦可。二方，一主热痰内结，一主寒实内结，虽同一例，治不可混也。俗以半夏性燥，用贝母代之，不知贝母寒润治肺家燥痰，痰因郁结者宜之。半夏性燥治脾胃湿痰，痰因湿滞者宜之。二者天渊，何可代用。若虚劳咳嗽，吐血咯血，肺痿肺痈，痈疽及诸郁火证，半夏乃禁忌，皆贝母为向导也。至于脾胃湿热，涎化为痰，久则生火，火痰上攻，昏愦僵仆，謇涩诸证，生死旦夕，岂贝母可治乎。浙产者，治疝瘕，喉痹，乳难，金疮，风痉，一切痈疡。又同苦参、当归治妊娠小便难，同青黛治人面恶疮，同连翘治项上结核，皆取其开郁散结化痰解毒之功也。（《本经逢原》卷一《山草部》）

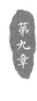

理中汤类

第一节　理中丸

一、原文及解析

【原文】自利不渴者属太阴，以其脏有寒故也。当温之，宜服四逆辈。（277）

【解析】自利不渴者属太阴，太阴主水谷，故病自利。内有真寒，故不渴。注谓自利不渴，湿胜也，故用四逆辈，以燠土燥湿，非也。仲景大意以自利不渴者属太阴，以自利而渴者属少阴，分经辨证，所关甚巨。盖太阴属湿土，邪热入而蒸动其湿，则显有余，故不渴而多发黄；少阴属肾水，热邪入而消耗其水，则显不足，故口渴而多烦躁也。今自利不渴，知太阴脏寒，故当温之，宜用四逆辈，则理中等可不言而喻也。太阴湿土之脏，有寒不用理中而用四逆者，水土同出一源，冬月水暖则土亦暖，夏月水寒则土亦寒，所以土寒即阴内阳外，故用四逆以温土也。（《伤寒缵论》卷上《太阴篇》）

【原文】霍乱，头痛发热，身疼痛，热多欲饮水者，五苓散主之。寒多不用水者，理中圆主之。（386）

理中圆及汤

人参　白术　甘草，炙　干姜各三两

上四味，捣筛为末，蜜和丸，如鸡子黄大，以沸汤数合和一丸，研碎，温服之，日三四夜二服。肢中未热，益至三四丸。然不及汤。汤法：以四物依两数切，用水八升，煮取三升，去滓，温服一升，日三服。

若脐上筑者，肾气动也，去术加桂四两；吐多者，去术加生姜三两；下多者，还用术；悸者，加茯苓二两；渴欲得水者，加术足前成四两半；腹中痛者，加人参足前成四两半；寒者，加干姜足前成四两半；腹满者，去术加附子一枚。服汤后如食顷，饮热粥一升许，微自温，勿发揭衣被。

【解析】 霍乱，头痛发热，身疼，外感也。加以欲饮水，热邪入里，故用五苓两解表里。若不用水者，知里有寒邪，故用干姜之辛以温中散邪，参、术、甘草之甘以扶阳益气，甘得辛而不滞，辛得甘而不燥，辛甘合用，以理中气之虚滞。盖吐利并作，当以里证为急也。(《伤寒缵论》卷下《杂篇》)

脐筑，吐逆，腹满，三者俱属气病，以术性壅滞，不利于气，故去之。然下多，虽有筑呕，不妨从权用术以助中土，约制肾邪为要，且下多气已泄甚，纵有筑呕，在所不计也。而悸者但加茯苓，仍不去术，以悸为停水，与气无预，况术得参，同有利水生津之绩，故不去也。其渴欲得水之加术，寒加干姜，呕加生姜，脐上筑加桂，悸加茯苓，皆人所易明。若夫腹满加附，腹痛加参，非讲明有素不知也。盖人身背为阳，腹为阴，所以阳邪内陷则结胸，阴邪内结则腹满，非借附子雄悍之力，何以破其阴邪之固结乎？而腹中痛者，尤为阴邪无疑。其在太阳木邪凌上，则用小建中汤和其阴分之阳邪，况在阴经者，不温补其阳和之气，何以胜任其阴邪之冲激耶？霍乱为胃逆，禁犯谷气，犯之则胃逆不复，此言服汤后如食顷，饮热粥一升许，是言服理中汤大法，非指霍乱为言也。(《伤寒缵论》卷下《杂篇》)

【原文】 大病瘥后，喜唾，久不了了者，胃上有寒，当以丸药温之，宜理中丸。(396)

【解析】 身中津液，因胃中寒气凝结而成浊唾，久而不清，其人必消瘦索泽，故不用汤药荡涤，而用丸药缓图也。理中丸乃驱分阴阳，温补脾胃之善药，然仲景差后外邪已尽，才用其方，在太阳邪炽之日，不得已合桂枝用之，即更其名曰桂枝人参汤。《金匮》

于胸痹证则名之曰人参汤，于此见其立方命名之义矣。伤寒差后，体虚每有遗热，故禁温补，即间有素禀虚寒及中气寒者，止宜理中圆调理，未尝轻用桂附也。(《伤寒缵论》卷下《杂篇》)

二、方药应用心得

治胸痹心胸痞气，霍乱吐泻不渴，一切脾胃虚寒，呕吐清水，饮食不入，完谷不化。(《张氏医通》卷十六)

伤寒不戒荤腻，致苔如酱饼浮于舌中，乃食滞中宫之象，如脉有胃气，不结代。嘴不尖，齿不燥，不下利者，可用枳实理中汤、加姜汁炒川连。(《伤寒舌鉴》)

三、医案

石顽治一薛姓妇，每遇经行，必先作泻二三日。其脉左手关尺弦细如丝，右手关上小快而滑，服姜、桂、萸、附，则大渴腹痛，泄泻转剧。服苓、泽、车前之属，则目暗如盲。此肝血虚寒，而脾胃有伏火也。俟经将行作泻时，朝用理中加黄连，作汤服五六剂。暮与加减八味加紫石英，作丸常服。不终剂而数年之疾顿除。(《张氏医通》卷十《妇人门上》)

贰尹闵介眉甥媳，素禀气虚多痰，怀妊三月，因腊月举丧受寒，遂恶寒不食，呕逆清血，腹痛下坠，脉得弦细如丝，按之欲绝。与生料干姜人参半夏丸二服，不应，更与附子理中，加苓、半、肉桂调理而康。门人问曰：尝闻桂、附、半夏，孕妇禁服，而此并行无碍，何也？曰：举世皆以黄、白术为安胎圣药，桂、附为陨胎峻剂，孰知反有安胎妙用哉！盖子气之安危，系乎母气之偏胜。若母气多火，得苓、连则安，得桂、附则危；母气多痰，得苓、半则安，得归、地则危；母气多寒，得桂、附则安，得苓、连则危。务在调其偏胜，适其寒温，世未有母气逆而胎得安者，亦未有母气安而胎反堕者。所以《金匮》有怀妊六七月，胎胀腹痛恶寒，少腹如扇用附子汤温其脏者。然认证不果，不得妄行是法，一有差误，祸不旋踵，非比苓、术之误，犹可延引时日也。(《张氏医通》《诸伤门》《伤寒》)

刑部郎中申勖庵高年久痢，色如苋汁，服芩、连、芍药之类二十余剂，渐加呃逆，乃甥王勤中，邀石顽往诊。六脉弦细如丝，惟急进辛温峻补，庶合病情，遂疏理中加丁香、肉桂方，诸医咸谓血痢无用姜、桂、人参之理，迟疑不敢服，仍啜芩、连、芍药，迁延五日。病愈甚而骤然索粥。举家及诸医，皆以能食为庆，复邀石顽相商，而脉至如循刀刃，此中气告竭，求救于食，除中证也，世人但知下痢能食为向愈，曷知其有除中之例乎，因表出以为后学之鉴。

褚某水尊堂，深秋久痢，口噤不食者半月余，但饮开水及爪瓢汁。啜后必呕胀肠鸣，绞痛不已，烦渴闷乱，至夜转剧，所下皆脓血，昼夜百余次，小水涓滴不通。诸医束手告辞，始邀石顽。切其六脉，皆弦细乏力，验其积沫，皆瘀淡色晦，询其所服。皆芩、连、槟、朴之类，因谓之曰：所见诸证俱逆，幸久痢脉弱，尚宜温补，姑勒一方，用理中加桂、苓、紫菀调之，服后小便即通，便得稍瘥，三四日间糜粥渐进，痢亦渐减，更与理中倍参，伏龙肝汤泛丸，调理而痊。(《张氏医通》卷七《大小府门·痢》)

石顽治金鲁公触热劳形，醉饱不谨后受凉，遂患发热头痛，胀满喘逆，大汗如蒸，面赤戴阳，足冷阳缩，脉弦数无力。曰：此伤暑夹食而复夹阴也。与大顺散一服不应，转觉胀急不安，因与枳实理中加厚朴、大黄，是夜便更衣二次，身凉足暖而痊。(《伤寒绪论》卷下)

第二节　桂枝人参汤

一、原文及解析

【原文】太阳病，外证未除，而数下之，遂协热而利，利下不止，心下痞硬，表里不解者，桂枝人参汤主之。(163)

桂枝人参汤

桂枝四两　人参三两　白术三两　甘草四两，炙　干姜三两

上五味，以水九升，先煮四味，取五升，内桂，更煮取三升，

温服一升，日再夜一服。

【解析】误下而致里虚，则外热乘之，变为利下不止者，里虚不守也。痞硬者，正虚邪实，中成滞碍痞塞而坚满也。以表未除，故用桂枝以解之，以里适虚，故用理中以和之，即理中加桂枝而易其名，为治虚痞下利之圣法也。（《伤寒缵论》卷下《脏结结胸篇》）

二、 医案

石顽治姜学，在夏月感冒咳嗽，时居母夫人丧，哀痛骨立，寝苦茹蔬，医者不察虚实，妄投枳桔芩栀，不但郁闭表邪，兼之伤犯中气，遂致呕血泄泻，观其外证，唇燥咽干，颇似有热，而脉弦小，知为脾胃虚寒，客邪不散，虚火乘机潜发之候。遂与桂枝人参汤，三剂而血泻皆除，调理脾肺而康。（《伤寒绪论》卷下）

第三节　乌梅丸

一、 原文及解析

【原文】伤寒，脉微而厥，至七八日肤冷，其人躁无暂安时者，此为脏厥，非蛔厥也。蛔厥者，其人当吐蛔，今病者静而复时烦，此为胃寒，蛔上入膈，故烦，须臾复止，得食而呕又烦者，蛔闻食臭出，其人当自吐蛔，蛔厥者，乌梅丸主之。又主久利。（338）

乌梅丸

乌梅三百个　黄连一斤　黄柏六两　干姜十两　附子六枚，炮蜀椒四两，熬，去汗　桂枝六两　细辛六两　人参六两　当归四两

上十味，共捣筛，合治之，以苦酒渍乌梅一宿，去核，蒸之五升米下，饭熟捣成泥，和药令相得内臼中，与蜜杵二千下，丸如梧桐子大。先食饮服十丸，日三服，稍加至二十丸。禁生冷、滑物、臭食等。

【解析】脏厥者，其人阳气素虚，肾脏之真阳衰极。蛔厥者，始本阳邪，因发汗吐下太过，或寒饮蓄积胃中，寒热交错，蛔不能安而上膈也。脉微而厥，则阳气衰微可知，然未定其脏厥蛔厥

也。惟肤冷而躁无暂安时，加以趺阳脉不出，乃为脏厥，脏厥用附子理中汤及灸法，其厥不回者死。若是蛔厥，则时烦时止，未为死候，但因此而驯至胃中无阳，则死也，乌梅丸中酸苦辛温互用，以治阴阳错乱之邪，胃中之寒热和而蛔自安矣。厥阴多主下利厥逆，所以久利而变脓血，亦不出此主治也。（《伤寒缵论》卷上《厥阴篇》）

二、 方药应用心得

乌梅丸主胃气虚，而寒热错杂之邪积于胸中，所以蛔不安而时时上攻，故仍用寒热错杂之味治之。方中乌梅之酸以开胃，蜀椒之辛以泄滞，连、柏之苦以降气。盖蛔闻酸则定，见辛则伏，遇苦则下也。其他参、归以补中气之虚寒，姜、附以温胸中之寒饮。若无饮则不呕逆，蛔亦不上矣。辛、桂以祛陷内之热邪。若无热邪，虽有寒饮，亦不致于呕逆。若不呕逆，则胃气总虚，亦不致于蛔厥矣。（《伤寒缵论》卷下《正方》）

乌梅酸收益津开胃，同建茶、干姜治休息痢，能敛肺涩肠，止呕敛汗，定喘安蛔。仲景治蛔厥乌梅丸用之，虫得酸即止，用丸不用汤者，欲留有形之物入于虫口也。（《本经逢原》卷三《果部》）

蜀椒，辛温，小毒。去目须炒。用蜀产者微辛不辣，色黄者气味微辛，散心包之火最胜。色红者气味辛辣，壮命门之火最强。……《本经》主邪气咳逆，温中，逐骨节皮肤死肌，寒热痹痛下气，久服头不白。发明：椒乃手足太阴、少阴、厥阴气分之药。禀五行之气而生，叶青皮红花黄膜白子黑，其气馨香，能使火气下达命门。故《本经》谓之下气，其主邪气咳逆等证，皆是脾肺二经受病，肺虚则不能固密腠理，外邪客之，为咳逆。脾虚则不能温暖肌肉而为痛痹等证。其治呕吐服药不纳者，必有蛔在膈间，但于呕吐药中加川椒数十粒，盖蛔闻药则动，遇椒则头伏也。故仲景治蛔厥，乌梅丸用之。又能开痹湿，温中气，助心包命门之火。《本经》言久服头不白者，辛温上通肾气之力可知。今乌须发方用之。一人腰痛痰喘，足冷如冰，六脉洪大，按之却软，服八味丸无功，用椒红、茯

苓蜜丸，盐汤下，甫二十日而安。但其性辛温气窜，阴虚火旺人禁之。（《本经逢原》卷三《味部》）

第四节　甘草干姜汤

一、原文及解析

【原文】伤寒脉浮，自汗出，小便数，心烦微恶寒，脚挛急，反与桂枝汤欲攻其表，此误也。得之便厥，咽中干，烦躁吐逆者，作甘草干姜与之，以复其阳。若厥愈足温者，更作芍药甘草汤与之，其脚即伸。若胃气不和，谵语者，少与调胃承气汤。若重发汗，复加烧针者，四逆汤主之。(29)

甘草干姜汤

甘草四两，炙　干姜二两，炮

上㕮咀，以水三升，煮取一升五合，去滓，分温再服。

【解析】此阳虚营卫俱伤，误用桂枝，治风遗寒，治表遗里之变证也。脉浮自汗，固为在表之风邪，而小便数，心烦，则邪又在里，加以微恶寒，则在里为寒邪，更加脚挛急，则寒邪颇重矣。乃用桂枝独治其表，则阳愈虚，阴愈无制，故得之便厥也。桂枝误矣，麻黄、青龙更可知也。阴寒内凝，总无攻表之理，甘草干姜汤复其阳者，即所以散其寒也。厥愈足温，不但不必治寒，且虑前之辛热有伤其阴，而足挛转锢，故随用芍药、甘草以和阴，而伸其脚。设胃气不和而谵语，则胃中津液为热所耗，故少与调胃承气汤以和胃而止其谵语，多与则为下而非和矣。若不知此证之不可汗而重发其汗，复加烧针，则阳之虚者必造于亡，阴之无制者必致犯上无等，此则用四逆汤以回其阳，尚恐不胜，况可兼阴为治乎？此证始终只是夹阴，虽脉浮自汗为阳证，而脚挛急不温，乃属平素下虚，至于心烦小便数，不独真阳素虚，而真阴亦亏，所以才用阳旦遂变厥逆也。（《伤寒缵论》卷上《太阳下篇》）

二、 方解

甘草干姜汤即四逆汤去附子也。辛甘合用，专复胸中之阳气。其夹食夹阴，面赤足冷，发热喘咳，腹痛便滑，外内合邪，难于发散，或寒药伤胃，合用理中，不便参、术者，并宜服之。真胃虚挟寒之圣剂也！若夫脉沉畏冷，呕吐自利，虽无厥逆，仍属四逆汤证矣。（《伤寒缵论》卷下《正方》）

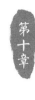

第十章

四逆汤类

第一节　四逆汤

一、原文及解析

【原文】少阴病，脉沉者，急温之，宜四逆汤。（323）

四逆汤

甘草二两，炙　干姜一两半　附子一枚，生，去皮，破八片

上三味，㕮咀，以水三升，煮取一升二合，去滓，分温再服，强人可大附子一枚，干姜三两。

【解析】外邪入少阴，宜与肾气两相搏击，乃脉见沉而不鼓，即《内经》所谓肾气独沉之义，其人阳气衰微可知，故当急温以助其阳也。（《伤寒缵论》卷上《少阴篇》）

沉脉者，轻取不应，重按乃得。举指减小，更按益力。纵之不即应指，不似实脉之举指逼逼，伏脉之匿于筋下也。沉为脏腑筋骨之应。盖缘阳气式微，不能统运营气于表。脉显阴象而沉者，则按久愈微。若阳气郁伏，不能浮应卫气于外，脉反伏匿而沉者，则按久不衰。阴阳寒热之机，在乎纤微之辨。伤寒以尺寸俱沉为少阴受病，故于沉脉之中辨别阴阳，为第一关捩。若始病不发热，无头痛，而手足厥冷脉沉者，此直中阴经之寒证也。若先曾发热头痛，烦扰不宁，至五七日后，而变手足厥冷，躁不得寐而脉沉者，此厥深热深，阳邪陷阴之热证也。亦有始本阳邪，因汗下太过，而脉变沉迟，此热去寒起之虚证也。有太阳证下早，胸膈痞硬，而关上小细沉紧者，此表邪内陷，阳分之结胸也。若能食自

利，乃阳邪下陷，阴分之脏结矣。有少阴病自利清水，口干腹胀，不大便而脉沉者，此热邪陷于少阴也。有少阴病始得之，反发热脉沉者，麻黄附子细辛汤温之，是少阴而兼太阳，即所谓两感也。此与病发热头痛，脉反沉，身体痛，当温之，宜四逆汤之法，似是而实不同也。有寸关俱浮，而尺中沉迟者，此阳证夹阴之脉也。若沉而实大数盛，动滑有力，皆为阳邪内伏。沉而迟细微弱，弦涩少力，皆属阴寒无疑。有冬时伏邪，发于春夏。烦热躁渴，而反脉沉，足冷，此少阴无气，毒邪不能发出阳分，下虚死证也。凡伤寒温热，时疫感冒，得汗后脉沉，皆为愈证，非阳病阴脉之比。有内外有热，而脉沉伏，不数不洪，指下涩小急疾。无论伤寒杂病，发于何时，皆为伏热。不可以其脉之沉伏，而误认阴寒也。至如肠澼自利而脉沉，寒疝积瘕而脉沉，历节痛痹而脉沉，伏痰留饮而脉沉，石水正水而脉沉，胸腹结痛而脉沉，霍乱呕吐而脉沉，郁结气滞而脉沉，咸为应病之脉。若反浮大虚涩，或虽沉而弦细坚疾，为胃气告匮，未可轻许以治也。（《诊宗三昧》）

【原文】脉浮而迟，表热里寒，下利清谷者，四逆汤主之。（226）

大汗出，热不去，内拘急，四肢疼，又下利，厥逆而恶寒者，四逆汤主之。（353）

【解析】大汗出而热反不去，正恐阳气越出，若内拘急，四肢疼，更加下利，厥逆恶寒，则在里先是阴寒，急用四逆汤以回其阳，而阴邪自散耳。（《伤寒缵论》卷上《厥阴篇》）

【原文】大汗，若大下利而厥冷者，四逆汤主之。（354）

【解析】此证较上条无外热相错，其为阴寒易明。然既云大汗，大下利，则阴津亦亡，但此际不得不以救阳为急，俟阳回尚可徐救其阴，所以不当牵制也。（《伤寒缵论》卷上《厥阴篇》）

【原文】吐利汗出，发热恶寒，四肢拘急，手足厥冷者，四逆

汤主之。（388）

【解析】 吐利汗出，发热恶寒者，阳气外脱也；四肢拘急，手足厥冷者，亡阳不能温养经脉也，故主四逆汤以温之。（《伤寒缵论》卷上《厥阴篇》）

【原文】 既吐且利，小便复利而大汗出，下利清谷，内寒外热，脉微欲绝者，四逆汤主之。（389）

【解析】 吐利不止，而且下利清谷，加之小便复利，津液四脱，里之虚寒极矣。况外热而汗大出，为阳复外脱，脉微欲绝者，阳气衰微可知，急宜四逆汤复阳为要也。设四逆不足以杀其势，其用通脉四逆具见言外矣。（《伤寒缵论》卷上《厥阴篇》）

【原文】 呕而脉弱，小便复利，身有微热，见厥者，难治，四逆汤主之。（377）

【解析】 呕与微热，似有表也，脉弱则表邪必不盛，小便利则里邪必不盛，可见其呕为阴邪上干之呕，热为阳邪外散之热。见厥则阳遭阴掩，其势骎危，故为难治，非用四逆汤莫可救也。（《伤寒缵论》卷上《厥阴篇》）

【原文】 伤寒医下之，续得下利清谷不止，身疼痛者，急当救里。后身疼痛，清便自调者，急当救表。救里宜四逆汤，救表宜桂枝汤。（91）

【解析】 下利清谷，阳气内微也；身体疼痛，表邪外盛也，法当急救其在里之微阳。俟其清便调和，则在里之阳已复，而身痛不止，明是营卫不和所致，又当急救其表，使外邪仍从外解。夫救里与攻里天渊，若攻里必须先表后里，惟在里之阴寒极盛，恐阳气暴脱，不得不急救其里也。厥阴篇下利，腹胀，身体疼痛者，先温其里，乃攻其表，是互此意。（《伤寒缵论》卷上《太阳下篇》）

【原文】 病发热头痛，脉反沉，若不瘥，身体疼痛，当救其里，宜四逆汤。（92）

【解析】 病发热头痛者，太阳伤寒，脉反沉者，其人本虚，或病后阳气弱也。虽脉沉体虚，以其有头痛表证而用解肌药。病不瘥，反加身疼者，此阳虚阴盛可知，宜与四逆汤回阳散寒，不解表而表解矣。盖太阳膀胱为肾之腑，肾中阳虚阴盛，势必传出于腑，故宜四逆以消阴复阳。倘服四逆后，脉变浮数，仍身疼头痛，热不止者，此里得药助，驱邪外散之候，仍少用桂枝汤佐其作汗，更不待言。(《伤寒缵论》卷上《太阳下篇》)

【原文】 下利，腹胀满，身体疼痛者，先温其里，乃攻其表，温里四逆汤，攻表桂枝汤。(372)

【解析】 此与太阳篇中下利身疼，先里后表之法无异。彼因误下而致下利，此因下利而致腹胀，总之温里为急也。身疼痛，有里有表，必清便已调，其痛仍不减，方属于表，太阳条中已悉，故此不赘。

至于阴证，即无热邪气蒸，万无传经之理。即有阴邪，阴主静，断不能传，原其受病，必先少阴，或形寒饮冷伤脾，则入太阴有之。其厥阴之证，无不由少阴而病，所以少阴温经之药，峻用姜、附、四逆。厥阴风木之脏，内伏真火，虽有阴寒，不过萸、桂之属，若当归四逆加吴茱萸换肉桂足矣，不必姜、附也。然仲景厥阴例中，非无四逆等治也。当知厥阴之寒，皆是由少阴虚寒而来，故用姜、附合少阴而温之，所谓肾肝同治也，即太阴未尝不用四逆也，亦是命门火衰，不能生土致病，故必兼温少阴。(《伤寒缵论》卷上《厥阴篇》)

【原文】 少阴病，饮食入口即吐，心下温温欲吐，复不能吐，始得之，手足寒，脉弦迟者，此胸中实，不可下也，当吐之。若膈上有寒饮干呕者，不可吐也。急温之，宜四逆汤。(324)

【解析】 饮食入口即吐，犹曰胃中不能纳谷也。若不饮食之时，复欲吐而不能吐，明系阴邪上逆，此等处必加细察。若始得之便手足寒而脉弦迟，即非传经热邪可拟。然阴邪固有是证，而痰饮亦有是脉，设属胸中痰实，当行吐法提之。今见欲吐不吐，洵为阴邪上逆无疑，即使膈上有寒饮，干呕，亦属阴邪用事，非寻常祛痰之药可施，设误用吐法，必致转增其剧，计惟急温一法，以助阳胜阴，则寒饮亦得开散，一举而两得之也。(《伤寒缵论》卷上《少阴篇》)

二、方药应用心得

此汤通治三阴脉沉，恶寒，手足逆冷之证，故取附子之生者，上行头顶，外彻肌表，以温经散寒；干姜亦用生者，以内温脏腑，甘草独用炙者；以外温荣卫，内补中焦也。其云强人可大附子一枚，干姜三两者，则知平常之人，附子不必全用也。况宋以前人，不善栽培，重半两者即少，大者极是难得，所以仲景有一方中用二三枚者，非若近时西附之多重一两外也。然川中所产，求一两者亦不易得，近世用二三钱一剂，即与仲景时二三枚分三剂相等耳。此汤与麻黄附子细辛汤之用麻黄，发散经络之寒邪，熟附温补少阴之真阳，细辛发越肾肝之阳气，似异而义实同。盖彼以麻黄治表邪，附子温里虚，细辛通其阴经之邪，此以附子治表邪，干姜温里虚，甘草和其胃中之阳。嗣真所谓生附配干姜，补中有发，熟附配麻黄，发中有补是也。(《伤寒缵论》卷下《正方》)

仲景论伤寒，则以阳证传阴，手足寒者为热厥，主以四逆散；阴证恶寒，手足寒者为寒厥，主以四逆汤。《内经》《厥论》之义则不然，盖足之三阳，起于足五指之表，三阴起于足五指之里，故阳气胜则足下热，阴气胜则从五指至膝上寒，其寒也不从外，皆从内也。论得寒厥之由，以其人阳气衰，不能渗荣其经络，阳气日损，阴气独在，故手足为之寒也，附子理中汤。论得热厥之由，则谓其人必数醉若饱以入房，气聚于脾中，肾气日衰，阳气独胜，故手足为之热也。(《张氏医通》卷三《厥》)

舌灰色无苔者，直中三阴，而夹冷食也。脉必沉细而迟，不渴不烦者，附子理中四逆汤救之。次日，舌变灰中有微黄色者生，如渐渐灰缩干黑者死。(《伤寒舌鉴》)

舌淡紫带青而润，中绊青黑筋者，乃直中阴经，必身凉、四肢厥冷，脉沉面黑，四逆、理中等治之。(《伤寒舌鉴》)

三、 医案

石顽治梁溪吴公益，患伤寒发热头痛，先曾服过发散之剂，而致面赤戴阳，四肢逆冷，周身骨节大痛，脐腰与小腹相引急痛，茎缩入腹，囊冷如冰，饮食不入，时时烦躁而渴，热已濒危，诸医令具后事矣。余诊之，脉虽洪大鼓指，而按之渐小无力，曰：此真元内亏，阴火不归，而游散在上、在外也。遂与四逆加参芪下黑锡丹，二剂上热顿除，下体渐温，惟周身痛楚不减，继与大建中人参养荣，调理而痊。（《伤寒绪论》卷下）

第二节　干姜附子汤

一、 原文及解析

【原文】下之后，复发汗，昼日烦躁不得眠，夜而安静，不呕，不渴，无表证，脉沉微，身无大热者，干姜附子汤主之。(61)

干姜附子汤

干姜一两　附子一枚，生，去皮，破八片

上二味，以水三升，煮取一升，去滓，顿服。

【解析】日多躁扰，夜间安静，则阴不病而阳病可知矣。无表证而脉沉微，则太阳之邪已尽矣。以下后复发汗，扰其虚阳，故用附子、干姜以温补其阳，不用四逆者，恐甘草恋胃故也。即自汗，小便数，咽干，烦躁，吐逆，用干姜、甘草以温胃复阳，不用四逆者，恐附子峻热故也。（《伤寒缵论》卷上《太阳下篇》）

二、 方药应用心得

四逆汤用姜、附之辛热恢复其阳，即用甘草以缓其性，使之徐行以达四末。专为始病便见厥逆，脉沉不发热者而设。即太阴自利腹痛，厥阴下利拘急，总不出此。以厥阴之邪，无不由少阴而入也，非但三阴俱可取用，并太阳之头痛，发热脉沉，亦须用此，先救其里，然后解表，方为合辙。而少阴病昼日烦躁，用干姜附子汤，即四逆汤中除去甘草，专用二味以迅扫阴霾。以意逆之，四逆一方，太阳尚所攸赖，白通二例，与厥阴独无干预耶？虽屏阴经中，但有通脉，而无白通，详二方只互更一味，通脉有甘草而无葱白，白通有葱白而无甘草。一取甘缓以徐复欲绝之脉，一去甘草以急追将脱之阳，皆用猪胆以除假热。白通专用葱白以通真阳，又恐葱白性升引领姜、附上僭，故以人尿折而下之。其通脉本方，虽无葱白，方后便有面赤加葱之例，葱白既可加用，人尿独不可加用乎？况厥阴内藏风木，得无面赤戴阳，可用葱白之治乎？上法皆末流之挽，无问直中沉寒，传经坏病，病气至此转逆，元气至此殆尽，非始病便见脉沉发热之比。纵两感热剧，尚有麻黄附子细辛汤，尽力可救，与前太阳例中先后救里解表之法，互相挥发。辨治之微，惟在头之痛与不痛为确据也。精义至此，尽情剖露，后世略不加察，妄立两感之方，总未长沙万一耳！（《张氏医通》卷十六《祖方》）

第三节　通脉四逆汤

原文及解析

【原文】下利清谷，里寒外热，汗出而厥者，通脉四逆汤主之。(370)

通脉四逆汤（有加减法，见少阴上篇本条下）

甘草二两，炙　干姜三两，强人可四两　附子大者一枚，去皮，生用

上三味，以水三升，煮取一升二合，去滓，分温再服。

【解析】上条辨证，此条用药，两相互发，然不但此也。少阴病下利清谷，面色赤者，已用其法矣，要知通之正所以收之也，不然，岂有汗出而反加葱之理哉？（《伤寒缵论》卷上《厥阴篇》）

【原文】少阴病，下利清谷，里寒外热，手足厥逆，脉微欲绝，身反不恶寒，其人面赤色，或腹痛，或干呕，或咽痛，或利止，脉

不出者，通脉四逆汤主之，其脉即出者愈。面色赤者，加葱九茎；腹中痛者，去葱，加芍药二两；呕者，加生姜二两；咽痛者，去芍药，加桔梗一两；利止脉不出者，去桔梗加人参二两。(317)

【解析】下利里寒，种种危殆，其外反热，其面反赤，其身反不恶寒，而手足厥逆，脉微欲绝，明系群阴格阳于外，不能内反也，故于四逆汤中倍加干姜，大温其里以胜外邪，更效白通之法，加葱白以入阴迎阳而复其脉也。前条云：脉暴出者死，此条云：脉即出者愈，其辨最细。盖暴出则脉已离根，即出则脉已返舍，由是外反发热而不恶寒，真阳尚在躯壳，然必通其脉，而脉即出，始为休征。设脉出难迟，其阳已随热势外散，又主死矣。

面色赤者，阳格于上，加葱以通阳气，故名"通脉"也。腹中痛，真阴不足也，去葱，恶其顺阳，加芍药以收阴也。咽痛，阴气上结也，去芍药恶其敛阴，加桔梗以利咽也。利止脉不出，阳气未复，兼阴血未充，故加人参以补其气血，去桔梗者，恶其上载而不四通也。(《伤寒缵论》卷上《少阴篇》)

第四节　白通汤、白通加猪胆汁汤

一、原文及解析

【原文】少阴病，下利，白通汤主之。(314)

白通汤

葱白四茎　干姜一两　附子一枚，生，去皮，破八片

上三味，以水三升，煮取一升，去滓，分温再服。

白通加猪胆汁汤

葱白四茎　干姜一两　附子一枚，生，去皮，破八片　人尿五合　猪胆汁一合

以上三味，以水三升，煮取一升，去滓，内胆汁人尿，和令相得，分温再服。

【解析】下利无阳证者，纯阴之象，恐阴盛而隔绝其阳，最急

之兆也。故于四逆汤中，去甘草之缓，而加葱白于姜附之中，以通其阳而消其阴，遂名其方为"白通"，取葱白通阳之义也。(《伤寒缵论》卷上《少阴篇》)

【原文】少阴病，下利脉微者，与白通汤，利不止，厥逆无脉，干呕烦者，白通加猪胆汁汤主之。服汤脉暴出者死，微续者生。(315)

【解析】与白通汤，反至厥逆无脉，干呕而烦，此非药之不能胜病也。以无向导之力，宜其不入耳，故复加人尿、猪胆汁之阴，以引阳药深入。然服汤后，脉必微续者生，暴出反死，甚哉！虚阳之易出难回也，亦危矣。故上条才见下利，早用白通，图功于未著，真良法也。(《伤寒缵论》卷上《少阴篇》)

二、方药应用心得

通脉有甘草而无葱白，白通有葱白而无甘草，一取甘缓以徐复欲绝之脉，一去甘草以急追将脱之阳，皆用猪胆以除假热，白通专用葱白以通真阳。又恐葱白性升引领姜、附上僭，故以人尿折而下之。其通脉本方，虽无葱白，方后便有面赤加葱之例，葱白既可加用，人尿独不可加用乎？况厥阴五内风木，得无面赤戴阳，可用葱白之治乎，上法皆末流之挽，无问直中沉寒，传经坏病，病气至此转逆，元气至此殆尽。非始病便见脉沉发热之比，纵两感势剧，尚有麻黄附子细辛汤，尽力可救，与前太阳例中先后救里解表之法，互相挥发。辨治之微，惟在头之痛与不痛为确据也，精义至此，尽情剖露。后世略不加察，妄立两感之方，总未达长沙万一耳。(《张氏医通》卷十六)

用胆者，取其泻肝胆之火，故仲景白通汤用为响导。盖寒能胜热，滑能润燥，苦能入心也，伤寒热邪燥结有猪胆导法。又胆汁和香油等分，亦治霉疮结毒，清晨连服七日，大便下泄邪毒最捷，未尽停七日，更服七日，余邪自尽屡验。(《本经逢原》卷四《兽部》)

第五节 通脉四逆加猪胆汁汤

原文及解析

【原文】 吐已下断，汗出而厥，四肢拘急不解，脉微欲绝者，通脉四逆加猪胆汁汤主之（390）

通脉四逆猪胆汁汤

甘草二两，炙　附子大者一枚，生，去皮，破八片　干姜三两　猪胆汁半合

上四味，以水三升，先煮三物，取一升二合，去滓，入胆汁，分温再服。

【解析】 吐已下止，当渐向安，不得复有汗出而厥，四肢拘急也。今脉微欲绝者，则其吐下已断，又为真阳垂绝矣。急宜通脉四逆追复元阳，更加猪胆为阴向导也。（《伤寒缵论》卷上《厥阴篇》）

第六节 四逆加人参汤

一、原文及解析

【原文】 恶寒脉微而复利，利止亡血也，四逆加人参汤主之。（385）

四逆加人参汤

甘草二两，炙　干姜一两半　附子一枚，生，去皮，破八片　人参一两

上四味，哎咀，以水三升，煮取一升二合，去滓，分温再服。

【解析】 亡血本不宜用姜、附以损阴，阳虚又不当用归、芍以助阴，此以利后恶寒不止，阳气下脱已甚，故用四逆以复阳为急也。其所以加人参者，不特护持津液，兼阳药得之愈加得力耳。设

误用阴药，必致腹满不食，或重加泄利呕逆，转成下脱矣。(《伤寒缵论》卷上《厥阴篇》)

二、医案

文学范铉甫孙振麟，于大暑中患厥冷自利，六脉弦细芤迟，而按之欲绝，舌色淡白，中心黑润无苔，口鼻气息微冷，阳缩入腹，而精滑如水冰。问其所起之由，因卧地昼寝受寒，是夜连走精二度，忽觉颅胀如山，坐起晕倒，便四肢厥逆，腹痛自利，胸中兀兀欲吐，口中喃喃妄言，与湿温之证不殊。医者误为伤食感冒，而与发散消导药一剂，服后胸前头项汗出如漉，背上愈加畏寒，而下体如冰，一日昏瞆数次。此阴寒挟暑，入中手足少阴之候。缘肾中真阳虚极，所以不能发热，遂拟四逆加人参汤。方用人参一两，熟附三钱，炮姜二钱，炙甘草二钱。昼夜兼进，三日中进六剂，厥定。第四日寅刻阳回，是日悉屏姜附，改用保元，方用人参五钱，黄芪三钱，炙甘草二钱，加麦门冬二钱，五味子一钱，清肃膈上之虚阳。四剂食进，改用生料六味加麦冬、五味。每服用熟地八钱，以救下焦将竭之水。使阴平阳秘，精神乃治。(《张氏医通》卷二《诸伤门·伤寒》)

第七节　茯苓四逆汤

原文及解析

【原文】发汗若下之，病仍不解，烦躁者，茯苓四逆汤主之。(69)

茯苓四逆汤

茯苓六两　人参一两　甘草二两，炙　干姜一两半　附子一枚，生用，去皮，破八片

上五味，以水五升，煮取三升，去滓，温服七合，日三服。

【解析】此大青龙证误施汗下而转增烦躁也，误汗则亡阳而表虚，误下则亡阴而里虚，阴阳俱虚，邪独不解，故生烦躁，用此

汤以救之。盖烦为心烦，躁为肾躁，故用干姜、附子入肾以解躁，茯苓、人参入心以解烦也。夫不汗出之烦躁，与发汗后之烦躁，毫厘千里，不汗出烦躁，不辨脉而投大青龙，尚有亡阳之变，是则发汗后之烦躁，即不误在药，已误在汗矣。(《伤寒缵论》卷上《太阳下篇》)

第八节　芍药甘草附子汤

原文及解析

【原文】发汗病不解，反恶寒者，虚故也。芍药甘草附子汤主之。(68)

芍药甘草附子汤

芍药三两　甘草三两，炙　附子一枚，炮，去皮，破八片

上三味，以水五升，煮取一升五合，去滓，分温再服。

【解析】未汗而恶寒，邪盛而表实，已汗而恶寒，邪退而表虚，阳虚则恶寒，宜用附子固矣。然既发汗不解，可知其热犹在也。热在而别无他证，自是阴虚之热，又当用芍药以收阴，此营卫两虚之救法也。(《伤寒缵论》卷上《太阳下篇》)

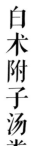

第十一章

白术附子汤类

第一节　白术附子汤、桂枝附子汤

一、原文及解析

【原文】伤寒八九日，风湿相搏，身体烦疼，不能自转侧，不呕，不渴，脉浮虚而涩者，与桂枝附子汤主之。若其人大便硬，小便自利者，去桂枝加白术汤主之。(即白术附子汤)(174)

桂枝附子汤

桂枝四两　附子三枚，炮去皮，破八片　甘草二两，炙　生姜三两，切　大枣十二枚，擘

上五味，以水六升，煮取二升，去滓，分温三服。

白术附子汤

白术四两　附子三枚，炮去皮，破八片　甘草二两，炙　生姜三两，切　大枣十二枚，擘

上五味，以水六升，煮取二升，去滓，分温三服。

【解析】风湿相搏，止是流入关节，身疼极重而无头疼呕渴等证，见卑湿之邪难犯高巅脏腑之界也。不呕者，上无表邪也；不渴者，内无热炽也；加以脉浮虚而涩，则为风湿搏于躯壳无疑。故用桂枝、附子疾驰经络水道，以桂枝散表之风，附子逐经之湿，迅扫而分竭之也。其小便利，大便坚，为津液不足，故去桂枝之辛散，而加白术以助津液也。(《伤寒缵论》卷上《太阳下篇》)

二、 方药应用心得

桂枝附子、白术附子、甘草附子三方，皆本术附汤方而立。一加桂枝、甘草、姜、枣，以治身重烦疼，不能转侧，其病全在躯壳，无关于里，故于本方除去白术，使桂、附专行躯壳，而振驱风遂湿之功，用甘草以缓桂、附之性，不使其汗大泄。汗大泄，则风去而湿不去也。风在疾祛，湿在缓攻，故用生姜之辛以散之，大枣之甘以缓之，则营卫之开阖有权，风湿无复入之虞矣。一加甘草、姜、枣，以治骨节烦疼掣痛等证，浑是湿流关节之患，故于本方但加甘草，以缓术、附之性，姜、枣以司开阖之机，风之见证本轻，故无借于桂枝也。一加桂枝、甘草，以治风湿大便坚，小便自利，以病气内犯，故于本方加桂枝助附子以杜内贼之风湿，加甘草助白术以和二便之偏渗，故大便虽坚，法无下夺之理。（《张氏医通》卷十六《祖方》）

第二节　甘草附子汤

一、 原文及解析

【原文】风湿相搏，骨节烦疼掣痛，不得屈伸，近之则痛剧，汗出短气，小便不利，恶风不欲去衣，或身微肿者，甘草附子汤主之。（175）

甘草附子汤

甘草一两，炙　附子二枚，炮去皮，破　白术二两　桂枝四两

上四味，以水六升，煮取三升，去滓，温服一升，日三服。

初服得微汗则解，能食汗出，复烦者，服五合恐一升多者，宜服六七合为妙。

【解析】风则上先受之，湿则下先受之。逮至两相搏聚，注经络，流关节，渗骨体躯壳之间，无处不到，则无处不痛也。于中短气一证，乃汗多亡阳，阳气大伤之征，故用甘草、附子、白术、桂枝为剂，以复阳而分解内外之邪也。（《伤寒缵论》卷上《太阳下篇》）

二、 方药应用心得

风伤卫气，湿流关节，风湿相搏，邪乱经中，故主周身骨节诸痛。风胜则卫气不固，汗出短气，恶风不欲去衣；湿胜则水气不行，小便不利，或身微肿，故用附子除湿温经，桂枝祛风和荣，白术去湿实卫，甘草辅诸药而成敛散之功也。（《伤寒缵论》卷下《正方》）

第三节　真武汤

一、 原文及解析

【原文】太阳病发汗，汗出不解，其人仍发热，心下悸，头眩，身𥉿动，振振欲擗地者，真武汤主之。(82)

【解析】此本误用大青龙，因而致变者立法也。汗出虽多，而热不退，则邪未尽而正已大伤，况里虚为悸，上虚为眩，经虚为纲，身振振摇，无往而非亡阳之象，所以行真武把关坐镇之法也。（《伤寒缵论》卷上《太阳下篇》）

【原文】少阴病，二三日不已，至四五日，腹痛，小便不利，四肢沉重疼痛，自下利者，此为有水气，其人或咳，或小便利，或下利，或呕者，真武汤主之。

真武汤

茯苓三两　芍药三两，酒洗　白术二两　附子一枚，炮，去皮，破八片　生姜三两，切

上五味，以水八升，煮取三升，去滓，温服七合，日三服。

若咳者，加五味子半升，细辛干姜各一两；若小便利者，去茯苓；若下利者，去芍药，加干姜二两；若呕者，去附子加生姜，足前成半斤。(316)

【解析】阴寒甚而水泛滥，由阳虚不能摄水，复不能生土以制水，以故腹痛，小便不利，四肢沉重疼痛，自下利，或小便亦利，

或咳，或呕，水性泛滥，无所不之，非赖真武坐镇北方之水，宁有底哉？《太阳篇》中，厥逆筋惕肉𬌗而亡阳者，用真武汤之法以表明之矣。兹少阴之水湿上逆，仍用真武一法以镇摄之。可见太阳膀胱与少阴肾，一脏一腑，同居北方寒水之位，腑邪为阳邪，借用麻黄为青龙，脏邪为阴邪，借用附子为真武。（《伤寒缵论》卷上《少阴上篇》）

二、 方药应用心得

真武汤本治少阴精伤，而证见虚寒，非太阳膀胱癃闭之候，以白芍能益阴滋血，培养津液，小便自行，非通利也。至于桂枝汤中，用以护营血，使邪不得内犯。建中汤中用以培土脏，而治阳邪内陷腹痛，此皆仲景用药之微妙。（《伤寒缵论》卷下《正方》）

本治少阴病水饮内结，所以首推术附，兼茯苓、生姜之运脾渗水为务，此人所易明也。至用芍药之微旨，非圣人不能。盖此证虽曰少阴本病，而实缘水饮内结，所以腹痛，自利，四肢疼重，而小便反不利也。若极虚极寒，则小便必清白无禁矣，安有反不利之理哉？则知其人不但真阳不足，真阴亦已素亏。或阴中伏有阳邪所致，若不用芍药固护其阴，岂能胜附子之雄烈乎？即如附子汤、桂枝加附子汤、芍药甘草附子汤，皆芍药与附子并用，其温经护营之法与保阴回阳不殊。后世用药，能获仲景心法者几人哉？（《伤寒缵论》卷上《少阴上篇》）

芍药，以其酸寒泻肝伐生发之气也。小便不利者禁用，以膀胱得酸收敛愈秘也。而真武汤中又用于利小便者，深得《本经》之旨。盖真武汤本治少阴精伤，而证见虚寒，非太阳膀胱癃闭之候，以其能益阴滋血，培养津液，小便自行，非通利也。至于桂枝汤中，用以护营血，使邪不得内犯。建中汤中用以培土脏，而治阳邪内陷腹痛，此皆仲景用药之微妙，端不外《本经》之义。其除血痹，破坚积，治寒热疝瘕，止痛，利小便，皆指赤者而言，与白芍无预。（《本经逢原》卷二《芳草部》）

呕加生姜宜矣，乃水寒上逆为呕，正当用附子者，何以反去之耶？盖真武汤中除去附子外，更无热药，乃为肺胃素有积热留饮，惯呕而去之，又法外之法耳。观后通脉四逆汤，呕者但加生姜，不去附子，岂不甚明？所以暴病之呕，即用真武，尚不相当也。（《伤寒缵论》卷上《少阴篇》）

第四节　附子汤

一、原文及解析

【原文】少阴病，得之一二日，口中和，其背恶寒者，当灸之，附子汤主之。（304）

附子汤

附子二枚，去皮，破八片，生　人参二两　白术四两　茯苓三两　芍药三两，酒洗

上五味，以水八升，煮取三升，去滓，温服一升，日三服。

【解析】口中和者，不渴不燥，全无里热可知。况背为督脉统诸阳上行之地，他处不寒，独觉其背恶寒者，则阳微阴盛之机已露一斑，故灸之以火，助阳而消阴，主之以附子汤温经而散寒也。不知者，谓伤寒才一二日，外证且轻，何反张皇若此？讵识仲景正以一二日即显阳虚阴盛之证，早从暴病施治，若待三四日，势必极盛难返，不可救药矣。（《伤寒缵论》卷上《少阴篇》）

背为阳位，背上恶寒，阳受病而阴邪亢逆也。其病有七，一者暴中阴寒，四肢厥冷而背恶寒，脉必沉细，附子汤温散之。一者素禀阳衰而背上常微畏寒，脉来微弱，八味丸温补之。一者热邪内伏，烦渴引饮而背恶寒，脉多沉滑，或伏匿，此火郁于内也，热病初发多此，白虎汤解散之，一者中暑暍热，亦多有背恶寒，人参白虎、清暑益气，按证清解之。一者湿痰内郁，肢体疼重而痞闷头汗，其人必肥盛，其脉或缓滑，或涩滞，滑则指迷茯苓加胆星，涩则苓桂术甘加半夏、广皮分解之。一者瘀血内滞而头汗目黄，小便清利，大便溏黑，小腹偏左或左胁中脘有疼处，脉必关尺弦紧，或

带芤状，桃核承气、犀角地黄，随上下虚实清理。一者无故脉数，而背恶寒疼重寒热者，为发痈疽之兆，膏粱多此，不可疑似而迟延难疗也。(《张氏医通》卷三《寒热门》)

【原文】 少阴病，身体痛，手足寒，骨节痛，脉沉者，附子汤主之。(305)

【解析】 一身骨节俱痛者，太阳经病也。若手足寒而脉沉，则肾中真阳之虚审矣。可见身体骨节之痛，皆阳虚所致，而与外感不相涉也，故用附子汤以助阳而胜肾寒，斯骨节之痛尽除也。若以其痛为外感之邪，宁不杀人耶！(《伤寒缵论》卷上《少阴篇》)

少阴自感之寒，有始得之，反发热脉沉者，有初入太阳不作郁热，便入少阴者，二证似不甚相远，若详究病情，大相悬绝。一则阴经独困而太阳不至于失守，故脉虽沉，尚能发热，即延至二三日，热犹在表，而无吐利厥逆里证，可见尚有太阳经外垣可恃也；一则太阳表气大虚，邪气即得入犯少阴，故得之二三日，尚背恶寒，不发热，此阴阳两亏，较之两感更自不同，两感表里皆属热邪，犹堪发表攻里，此则内外皆属虚寒，无邪热可以攻击，急当温经补阳，温补不足，更灸关元以协助之，其证虽似缓于发热脉沉，而危殆尤甚，若稍延缓，或遇庸工，不敢用大热峻补，多致不救也。(《伤寒缵论》卷上《少阴篇》)

二、 方药应用心得

详附子汤与真武汤二方，止差一味。一治少阴病始得之，便背恶寒，口中和，知其人真阳素亏，故用人参以助附子之雄，茯苓以行白术之滞，又恐生附性悍，伤犯真阴，故用芍药以护持营血，营血得安，而真阴受荫矣。一以少阴病二三日不已，至四五日腹痛自利，四肢沉重，或咳或呕，其人内外皆是水气，故用生姜佐茯苓、术、附以利水为务，水去则真阳自复，当知此证皆由水气郁遏其阳，阳气原不大虚，所以方中术、附，仅用附子汤之半，又恐辛燥，有伤其阴，因以芍药保其营血，与附子汤之立法不殊，即过汗伤经，振振欲擗地者，亦不出是方也。(《张氏医通》卷十六《祖方》)

　　或问：附子汤与真武汤，只互换一味，何真武汤主行水收阴，附子汤主回阳峻补耶？盖真武汤内生姜佐熟附，不过取辛热之势，以走散经中之水饮。附子汤中人参助生附，纯用其温补之力，以快复涣散之真阳，且附子汤中附术皆倍于真武，其分两亦自不同，所以主治迥异，岂可比例而观乎！（《伤寒缵论》卷下《正方》）

第十二章

其他类

第一节　黄连阿胶汤

一、原文及解析

【原文】少阴病，得之二三日以上，心中烦，不得卧，黄连阿胶汤主之。（303）

黄连阿胶汤

黄连四两　黄芩二两　芍药二两　鸡子黄二枚　阿胶二两

上五味，以水五升，先煮三物，取二升，去滓，内胶烊尽，小冷，内鸡子黄，搅令相得，温服七合，日三服。

【解析】少阴病，二三日以上心烦，知非传经邪热，必是伏气发温，故二三日间便心烦，不得卧。然但烦而无躁，则与真阳发动迥别。盖真阳发动，必先阴气四布，为呕，为下利，为四逆，乃致烦而且躁，魄汗不止耳。今但心烦，不得卧，而无呕利，四逆等证，是为阳烦，乃真阴为邪热煎熬，故以救热存阴为急也。（《伤寒缵论》卷下《温热病篇》）

二、方药应用心得

此汤本治少阴温热之证。以其阴邪暴虐伤犯真阴，故二三日以上，便见心烦不得卧。所以始病之际，即用芩、连大寒之药，兼芍药、阿胶鸡子黄，以滋养阴血也。然伤寒六七日后，热传少阴伤其阴血者，亦可取用。与阳明腑实用承气汤法，虽虚实补泻悬殊，而祛热救阴之义则一耳！（《伤寒缵论》卷下《温热病篇》）

阿胶，甘、平，微温，无毒。辨真伪法：以顶有鬃文极圆正者为真，折之沉亮，不作屑，不作皮臭，蛤粉炒成珠，经月不软者为佳。东阿产者虽假犹无妨害，其水胶入木煤赝造，有伤脾气，慎不可用。

《本经》主心腹内崩，劳极洒洒如疟状，腰腹痛，四肢酸疼，女子下血、安胎，久服轻身益气。阿井本淄水之源，色黑性轻，故能益肺补肾。煎用乌驴必阳谷山中验其舌黑、其皮表里通黑者，用以熬胶，则能补血、止血。《本经》治心腹内崩，下血安胎，为诸失血要药。劳证咳嗽喘急，肺痿肺痈，润燥滋大肠，治下痢便脓血，所谓阴不足者补之以味也。（《本经逢原》卷四《兽部》）

三、 医案

国学郑墨林夫人，素有便红，怀妊七月，正肺气养胎时，而患冬温咳嗽，咽痛如刺，下血如崩，脉较平时反觉小弱而数，此热伤手太阴血分也，与黄连阿胶汤二剂，血止。后去黄连加葳蕤、桔梗、人中黄，四剂而安。（《张氏医通》卷二《诸伤门·伤寒》）

第二节　炙甘草汤

一、 原文及解析

【原文】伤寒，脉结代，心动悸者，炙甘草汤主之。(177)

炙甘草汤　一名复脉汤

甘草四两，炙　桂枝三两　人参二两　生地黄一斤　麦门冬半升，去心　麻子仁半升，研　阿胶二两　生姜三两，切　大枣十二枚，擘

上九味，以清酒七升，水八升，先煮八味，取三升，去滓，内胶烊消尽，温服一升，日三服。

【解析】炙甘草汤一证，但言脉结代、心动悸，并不言从前所见何证，曾服何药所致，细绎其方，不出乎滋养真阴，回枯润燥，兼和营散邪之剂，必缘其人胃气素虚，所以汗下不解，胃气转伤，真阴槁竭，遂致心悸脉代，与水停心悸之脉，似是而非。水则紧而虚则代，加之以结，则知正气虽亏，尚有阳邪伏结，凌烁真阴，阴

阳相搏，是以动悸不宁耳。邪留不解，阴已大亏，计惟润燥养阴，和营散邪，乃为合法。方中人参、甘草，补益胃气，桂枝、姜、枣，调和营卫，麦冬、生地、阿胶、麻仁，润经益血，复脉通心，尚恐药力不及，更需清酒以协助成功。盖津液枯槁之人，预防二便秘涩之虞，其麦冬、生地，溥滋膀胱之化源，麻仁、阿胶专主大肠之怯约，免致阴虚泉竭，火燥血枯，此仲景救阴退阳之特识也。（《伤寒缵论》卷上《太阳下篇》）

二、 方药应用心得

桂枝汤去芍药倍甘草，加人参二钱，生地三钱，麦门冬二钱，麻子仁一钱，阿胶二钱。浑是清润调补药中，但用桂枝一味以流动经脉之滞，麻仁一味以滋润肠胃之结，而脉虚结代，心虚动悸，一切虚劳不足，得以荣养，则脉虚自复，心悸自宁矣。（《张氏医通》卷十六《祖方》）

生地黄，甘苦寒，无毒。禁犯铁，忌莱服，诸血。采鲜者即为生地黄，炙焙干收者为熟地黄。《本经》主伤中，逐血痹，填骨髓，长肌肉，作汤除寒热积聚，疗折跌伤筋，久服轻身不老。生者尤良。发明生地黄性禀至阴，功专散血，入手足少阴、厥阴，兼行足太阴、手太阳。钱仲阳导赤散与木通同用，泻丙丁之火。《别录》治妇人崩中血不止，及产后血上薄心，胎动下血，鼻衄吐血，皆捣汁饮之，以其能散血消瘀解烦也。其治跌扑损伤，面目青肿，以生地黄捣烂罨之即消。此即《本经》治伤中血痹、折跌筋伤等证之义。盖肝藏血而主筋，肝无留滞则营血调，而伤中自愈，筋无邪着则三气通，而血痹自除。作汤除寒热积聚者，血和则结散，而诸证平矣。其曰填骨髓、长肌肉者，邪无着而形神自复也。昔人治心痛，以生地黄汁作冷淘，食之取吐，不吐则利出长虫，如辟宫而安，此即《本经》除寒热积聚之验。其于服食方中用之，取以辅助诸药，辟除三虫，使从幽门化出也。因思《千金》灵飞散中生地黄急不可得鲜者，咸取干者应用，乃知《本经》末后续出生者尤良一语，见古圣之苦心，无所不用其极也。愚按：生地黄与干地黄功用不同，岂可混论。按：徐之才《别录》云：生地黄乃新掘之鲜者，为散血之专药。观《本经》主治皆指鲜者而言，只缘诸家《本草》从未明言，且产处辽远，药肆仅有干者，鲜者绝不可得，是不能无混用之失。曷知干地黄既经炙焙，力能止血，安有伤中血痹，折跌筋伤等治乎。至于伤中日久，积聚内形，寒热外显，并宜鲜者作汤统领他药，共襄破宿生新之功。设混用干者则瘀伤愈结，安望其有髓充肉长之绩乎。予尝综览诸方，凡药之未经火者，性皆行散，已经炙焙，性皆守中，不独地黄为然也。（《本经逢原》卷三《隰草部》）

麦门冬，甘寒，无毒。去心用，即不烦心。《本经》主心腹结气，伤中伤饱，胃络脉绝，羸瘦短气，久服轻身不老，不饥。发明：麦门冬阳中微阴，入心肺肾及足阳明之经，定心热惊烦，疗肺痿吐脓。盖专泄而不专收，寒多人禁服。肺中伏火，脉气欲绝者，加五味子、人参为生脉散，专补脉中元气不足。东垣云：六七月间湿热方盛，人病骨乏无力，身重气短，头旋眼黑，甚则痿软。故孙真人以生脉散补其天元真气。脉者，人之元气也。人参之甘温，泻阴火而益元气。麦门冬甘寒，滋燥金而清水源。五味子之酸咸，泻丙火而补庚金，兼益五脏之气也。时珍曰：麦门冬以地黄为使，服之令人头不白，添精补髓，通肾气，定喘促，令人肌体滑泽。《本经》主心腹结气，伤中伤饱，胃络脉绝，羸瘦短气，一气贯下，言因过饱伤胃而致心腹气结，脉绝不通，羸瘦短气，故宜以此滋其津液，通其肺胃，殊非开豁痰气，消克饮食之谓。其阴虚羸瘦，喘咳上气，失音失血及风热暴嗽，咸非所宜；恐寒郁热邪，牢不可破，多成虚损之疾。麻疹咳嗽不可误用，以其性寒助阴，固敛阳邪不能发越也。凡脾胃虚寒泄泻及痘疮虚寒作泻，产后血虚泻渴，皆非所宜。（《本经逢原》卷三《隰草部》）

阿胶，甘、平，微温，无毒。辨真伪法：以顶有鬃文极圆正者为真，折之沉亮，不作屑，不作皮臭，蛤粉炒成珠，经月不软者为佳。东阿产者虽假犹无妨害，其水胶入木煤赝造，有伤脾气，慎不可用。《本经》主心腹内崩，劳极洒洒如疟状，腰腹痛，四肢酸疼，女子下血、安胎，久服轻身益气。阿井本淄水之源，色黑性轻，故能益肺补肾。煎用乌驴必阳谷山中，验其舌黑、其皮表里通黑者，用以熬胶，则能补血、止血。《本经》治心腹内崩，下血安胎，为诸失血要药。劳证咳嗽喘急，肺痿肺痈，润燥滋大肠，治下痢便脓血，所谓阴不足者补之以味也。（《本经逢原》卷四《兽部》）

伤寒八九日，过汗津枯血燥。舌无苔而黑瘦，大便五六日不行，腹不硬满，神昏不得卧，或时呢喃叹息者，炙甘草汤。（《伤寒舌鉴》）

三、医案

石顽治国学助教顾九玉女小产后，感冒客邪，或用散表之药，热不止，大便数日不行，六脉结代，气口尤甚，舌心灰黑而无积苔，心中动悸不宁，正合仲景炙甘草汤证例，遂作本汤服之。二剂而更衣，热除脉复矣。（《伤寒绪论》卷下）

第三节　桃花汤

一、原文及解析

【原文】少阴病，二三日至四五日，腹痛，小便不利，下利不止，便脓血者，桃花汤主之。（307）

桃花汤

赤石脂一斤，一半全用，一半筛末　粳米一升　干姜一两

上三味，以水七升，煮米令熟，去滓，温服七合，内赤石脂末方寸匕，日三服。若一服愈，余勿服。

【解析】腹痛，小便不利，少阴热邪也，而下利不止便脓血，则下焦滑脱矣。滑脱即不可用寒药，故取干姜、石脂之辛涩以散邪固脱，而加粳米之甘以益中虚。盖治下必先固中，中气不下坠，则滑脱无源而自止，此从治之法也。成注及《内台方》，谓其用干姜而曰里寒，谬矣。（《伤寒缵论》卷上《少阴篇》）

【原文】少阴病，下利，便脓血者，桃花汤主之。(306)

【解析】先下利而后便脓血，则用桃花汤，若不下利，而但便脓血，则可刺经穴以散其热，今不用刺法，当从事白头翁汤，设更兼咽干心烦不得卧，又须黄连阿胶汤为合法耳。

二、 方药应用心得

石脂之涩，以固下焦滑脱，必稍加干姜、粳米，以理中气之虚。虚能受热，故虽热邪下利，不妨仍用干姜之辛，以佐石脂之涩，汤中用石脂半斤，不为少矣，服时又必加末方寸匕，取留滓以沾肠胃也。盖少阴主禁固二便，肾水为火所灼，不能济火，火克大肠金，故下利便脓血。所以用干姜从治之法，犹白通汤之用人尿猪胆，彼假其寒，此假其热耳！

赤石脂，甘、酸、辛，温，无毒。五色石脂并温，无毒。《本经》养心气明目益精，疗腹痛肠澼下痢赤白，小便利，及痈疽疮痔，女子崩中漏下，产难，胞衣不出。发明：赤石脂功专止血固下。仲景桃花汤治下利便脓血者，取石脂之重涩入下焦血分而固脱，干姜之辛温，暖下焦气分而补虚，粳米之甘温，佐石脂而固肠胃也。火热暴注，初痢有积热者勿用。《本经》"养心气，明目益精"，是指精血脱泄之病而言，用以固敛其脱，则目明精益矣。疗腹痛肠澼等疾，以其开泄无度，日久不止，故取涩以固之也。(《本经逢原》卷一《石部》)

第四节　吴茱萸汤

一、 原文及解析

【原文】食谷欲呕者，属阳明也，吴茱萸汤主之。得汤反剧者，属上焦也。(243)

吴茱萸汤

吴茱萸一升，洗　人参三两　生姜六两，切　大枣十二枚，擘

上四味，以水七升，煮取二升，去滓，温服七合，日三服。

【解析】此条辨呕有太阳，亦有阳明，本自不同。若食谷欲呕，则属胃寒，与太阳恶寒呕逆之热证相反，正恐误以寒药治呕也。然服吴茱萸汤转剧者，仍属太阳热邪，而非胃寒明矣。（《伤寒缵论》卷上《阳明上篇》）

【原文】少阴病，吐利，手足厥冷，烦躁欲死者，吴茱萸汤主之。(309)

【解析】此少阴兼厥阴之候也。吐利厥冷而至于烦躁欲死，肾肝之阴气上逆，将成危候。故用吴茱萸以下其逆气，人参、姜、枣以厚其脾土，乃温经而兼温中，则阴气不复上干矣。（《伤寒缵论》卷上《少阴篇》）

【原文】干呕，吐涎沫，头痛者，吴茱萸汤主之。(378)

【解析】凡用吴茱萸汤有三证：一为阳明食谷欲呕；一为少阴吐利，手足厥冷，烦躁欲死；此则干呕，吐涎沫，头痛。经络证候各殊，而治则一者，总之下焦浊阴之气上乘于胸中清阳之界，真气反郁在下，不得安其本位，有时欲上不能，但冲动浊气，所以干呕，吐涎沫也。头痛者，厥阴之经与督脉会于巅也；食谷欲呕者，浊气在上也；吐利者，清气在下也；手足厥冷者，阴寒内盛也；烦躁欲死者，虚阳扰乱也，故主吴茱萸汤。以茱萸专主开豁胸中逆气，兼人参、姜、枣以助胃中之真阳，共襄祛浊之功，由是清阳得以上升，而浊阴自必下降矣。（《伤寒缵论》卷上《厥阴篇》）

二、 方药应用心得

吴茱萸，辛苦，温，小毒。拣去闭口者，否则令人躁闷。拣净以滚汤泡七次，去其浊气则清香扶胃，而无辛燥之患也。《本经》温中下气止痛，除湿血痹，逐风邪，开腠理，咳逆寒热。发明：吴茱萸气味俱浓，阳中之阴，其性好上者以其辛也。又善降逆气者以味浓也，辛散燥热，而燥入肝行脾。《本经》主温中下气止痛，咳逆寒热，专取辛温散邪之力。又言除湿血痹，逐风邪，开腠理者，以风寒湿痹，靡不由脾胃而入，辛温开发表里宣通，而无拒闭之患矣。至于定吐止泻，理关格中满，脚气疝瘕，制肝燥脾风，厥气上逆，阴寒膈塞，气不得上下，腹胀下痢，及冲脉为病，逆气里急，并宜苦热以泄之。东垣云：浊阴不降，厥气上逆甚而胀满者，非吴茱萸不可治。仲景吴茱萸汤、当归四逆加吴茱萸生姜汤，治厥阴病及温脾皆用之。寇氏言：其下气最速，肠虚人服之愈甚。凡病非寒滞者勿服。

　　椒性善下，茱萸善上，故服茱萸者有冲膈、冲眼、脱发、咽痛、动火、发疮之害。其治暴注下重，呕逆吐酸，肝脾火逆之证，必兼苦寒以降之。如左金丸治肝火痰运嘈杂最效。小儿痘疮口噤，嚼吴茱萸抹之即开，亦取辛散之意。(《本经逢原》卷三《味部》)

　　呕而胸满者，吴茱萸汤主之。伤寒论用是方，治食谷欲呕之阳明证，以中焦有寒也。茱萸能治内寒，降逆气。人参补中益阳。大枣缓脾。生姜发胃气，且散逆止呕。逆气降，胃之阳行，则胸满消矣。此脾脏阴盛逆胃，与夫肝肾下焦之寒上逆于中焦而致者，即用以治之。故干呕吐涎沫头痛，亦不出是方也。(《张氏医通》卷四《诸呕逆门》《呕吐哕》)

　　舌色青紫无苔，且滑润瘦小，为直中肾肝阴证，吴茱萸汤、四逆汤急温之。(《伤寒舌鉴》)

第五节　黄芩汤、黄芩加半夏生姜汤

一、原文及解析

【原文】太阳与少阳合病，自下利者，与黄芩汤。若呕者，黄芩加半夏生姜汤主之。(172)

黄芩汤

黄芩三两　甘草二两，炙　芍药二两，酒洗　大枣十二枚，擘

上四味，以水一斗，煮取三升，去滓，温服一升，日再夜一服。

黄芩加半夏生姜汤

黄芩三两　甘草二两，炙　芍药二两，酒洗　半夏半升，洗

生姜二两半，一云三两，切　枣十二枚，擘

上六味，以水一斗，煮取三升，去滓，温服一升，日再夜一服。

【解析】此言太阳少阳合病。明非传次少阳之证，洵为温病之合病无疑。以其人中气本虚，热邪不能外泄，故内攻而自下利也。与黄芩汤解散表里之热，较之伤寒治法迥殊。按：黄芩汤乃温病之主方，即桂枝汤以黄芩易桂枝而去生姜也。盖桂枝主在表风寒，黄芩主在里风热，不易之定法也。其生姜辛散，非温热所宜，故去之。至于痰饮结聚膈上，又不得不用姜半，此又不越伤寒治法耳。按温病始发，即当用黄芩汤去热为主，伤寒传至少阳，热邪渐次入里，方可用黄芩佐柴胡和解之。此表里寒热之次第也。（《伤寒缵论》卷下《温热病篇》）

二、方药应用心得

桂枝汤去桂枝，如黄芩三钱，半夏二钱。黄芩汤本治春夏温热，热自内发，故于桂枝汤中，除去桂枝、生姜之辛温，易以黄芩之苦燥，转温散为凉解，大匠运斤妙用，不可思议！后世借以治下利身热，亦不出此。其黄芩加半夏汤，治自利而呕，与夏秋下利白沫，若合符节，异病同治，总不出南阳之绳墨也。（《张氏医通》卷十六《正方》）

三、医案

又治墅关张九弘之媳，头痛如破，屡服发表之药转剧，邀余诊之，六脉数疾无伦，寸口大三倍于尺中，时大烦渴，饮不能多，白睛微黄而视歧，曰：此伏气之发，误用表药，热邪载火于上而欲衄也。以黄芩汤一剂投之。明晨果衄血如流，与芍药甘草汤加茅花、童便，不时温服，至晚微颤而止。（《伤寒绪论》卷下）

第六节　厚朴生姜半夏甘草人参汤

一、原文及解析

【原文】发汗后腹胀满者，厚朴生姜半夏甘草人参汤主之。（64）

厚朴生姜半夏甘草人参汤

厚朴半斤，去皮，炙　生姜半斤，切　甘草二两，炙　半夏半升，洗　人参一两

上五味，以水一斗，煮取三升，去滓，温服一升，日三服。

【解析】吐下腹胀为实，以邪气乘虚入里也。此本桂枝证，误用麻黄发汗，津液外泄，脾胃气虚，阴气内结，壅而为满，故以益脾和胃，降气涤饮为治也。（《伤寒缵论》卷上《太阳下篇》）

二、医案

石顽治总戎陈孟庸，泻利腹胀作病，服黄芩、白芍之类，胀急愈甚。其脉洪盛而数，按之则濡，气口大三倍于人迎。此湿热伤脾胃之气也，与厚朴生姜甘草半夏人参汤二剂，痛止胀减，而泻利未已。与干姜黄芩黄连人参汤二剂，泻利止而饮食不思。与半夏泻心汤二剂而安。（《张氏医通》）

第七节　芍药甘草汤

一、原文及解析

【原文】伤寒脉浮，自汗出，小便数，心烦微恶寒，脚挛急，反与桂枝汤欲攻其表，此误也。得之便厥，咽中干，烦躁吐逆者，作甘草干姜与之，以复其阳。若厥愈足温者，更作芍药甘草汤与之，其脚即伸。若胃气不和，谵语者，少与调胃承气汤。若重发汗，复加烧针者，四逆汤主之。（29）

芍药甘草汤

白芍药四两，酒洗　甘草四两，炙

上二味，㕮咀，以水三升，煮取一升半，去滓，分温再服之。

【解析】此阳虚营卫俱伤，误用桂枝，治风遗寒，治表遗里之变证也。脉浮自汗，固为在表之风邪，而小便数、心烦，则邪又在里，加以微恶寒，则在里为寒邪，更加脚挛急，则寒邪颇重矣。乃用桂枝独治其表，则阳愈虚，阴愈无制，故得之便厥也。桂枝误

矣，麻黄、青龙更可知也。阴寒内凝，总无攻表之理，甘草干姜汤复其阳者，即所以散其寒也。厥愈足温，不但不必治寒，且虑前之辛热有伤其阴，而足挛转锢，故随用芍药、甘草以和阴，而伸其脚。设胃气不和而谵语，则胃中津液为热所耗，故少与调胃承气汤以和胃而止其谵语，多与则为下而非和矣。若不知此证之不可汗而重发其汗，复加烧针，则阳之虚者必造于亡，阴之无制者必致犯上无等，此则用四逆汤以回其阳，尚恐不胜，况可兼阴为治乎？此证始终只是夹阴，虽脉浮自汗为阳证，而脚挛急不温，乃属平素下虚，至于心烦小便数，不独真阳素虚，而真阴亦亏，所以才用阳旦遂变厥逆也。(《伤寒缵论》卷上《太阳下篇》)

二、 方药应用心得

芍药甘草汤即桂枝汤去桂枝、姜、枣也。甘酸合用，专治荣中之虚热。其阴虚阳乘，至夜发热，血虚筋挛，头面赤热，过汗伤阴，发热不止，或误用辛热，扰其荣血，不受补益者，并宜用之。真血虚挟热之神方也！设见脉浮自汗，荣卫不和，纵非外感，仍属桂枝汤证矣。(《伤寒缵论》卷下《正方》)

第八节　赤石脂禹余粮汤

一、 原文及解析

【原文】 伤寒，服汤药，下利不止，心下痞硬，服泻心汤已，复以他药下之，利不止，医以理中与之，利益甚。理中者，理中焦，此利在下焦，赤石脂禹余粮汤主之。复利不止者，当利其小便。(159)

赤石脂禹余粮汤

赤石脂一两，碎　禹余粮一斤，碎

以上二味，以水六升，煮取二升，去滓，三服。

【解析】 误下而下利不止，心下痞硬，服泻心汤为合法矣。乃复以他药下之，他药则皆荡涤下焦之药，与心下之痞全不相涉。纵痞硬微除，而关闸尽撒，利无休止，反取危困。用理中以开痞止利，原不为过，其利益甚者，明是以邻国为壑，徒重其奔迫也。故用赤石脂、禹余粮固下焦之脱，而重修其关闸。倘更不止，复通支河水道，以杀急奔之势，庶水谷分而下利自止耳。（《伤寒缵论》卷下《脏结结胸篇》）

二、 方药应用心得

赤石脂，甘酸辛温，无毒。五色石脂并温，无毒。《本经》养心气明目益精，疗腹痛肠下痢赤白，小便利，及痈疽疮痔，女子崩中漏下，产难，胞衣不出。

赤石脂功专止血固下。仲景桃花汤治下利便脓血者，取石脂之重涩入下焦血分而固脱，干姜之辛温，暖下焦气分而补虚，粳米之甘温，佐石脂而固肠胃也。火热暴注；初痢有积热者勿用。《本经》养心气，明目益精，是指精血脱泄之病而言，用以固敛其脱，则目明精益矣。疗腹痛肠等疾，以其开泄无度，日久不止，故取涩以固之也。治产难胞衣不出，乃指日久去血过多无力迸下，故取重以镇之也。东垣所谓胞衣不出，涩剂可以下之。设血气壅滞而胞衣不出，又非石脂所宜也。其白者敛肺气、涩大肠。《金匮》风引汤用之专取以杜虚风复入之路也。青者入肝，黄者入脾，黑者入肾，总取治崩利水之功，各随其色而用之。

禹余粮，《本经》名白余粮，与太乙余粮功用皆同。甘平，无毒。细研，水淘澄之，勿令有砂土。《本经》主咳逆寒热烦满，下痢赤白，血闭癥瘕，大热。炼饵服之不饥，轻身延年。发明：重可以去怯。禹余粮之重为镇固之剂，手足阳明血分药。其味甘，故治咳逆寒热烦满之病。其性涩，故主赤白带下，前后诸病。仲景治伤寒下利不止，心下痞硬，利在下焦，赤石脂禹余粮丸主之，取重以镇痞逆，涩以固脱泄也。抱朴子云：禹余粮丸日再服，三日后令人多气力，负担远行，身轻不饥，即《本经》轻身延年之谓。（《本经逢原》卷一《石部》）

第九节　十枣汤

一、原文及解析

【原文】太阳中风，下利，呕逆，表解者，乃可攻之，其人漐漐汗出，发作有时，头痛，心下痞硬满，引胁下痛，干呕短气，汗出，不恶寒者，此表解里未和也，十枣汤主之。(152)

十枣汤

芫花熬　甘遂　大戟

上三味等分，各别捣为散。以水一升半，先煮大枣肥者十枚取八合，去滓，内诸药。强人服一钱匕，羸者服半钱，平旦温服。若下少病不除者，明日更服，加半钱得快下利后，糜粥自养。

【解析】此证与结胸颇同，但结胸者，邪结于胸，其位高，此在心下及胁，其位卑。然必表解乃可攻之，亦与攻结胸之戒不殊也。其人漐漐汗出，发作有时，而非昼夜俱笃，即此表邪散解之征，虽有头痛，心下痞硬满，引胁下痛，干呕短气诸证，乃热邪搏饮之本证，不得以表证名之。见汗出，不恶寒，便是表解可攻之候。设外邪不解，何缘而得汗乎？攻药取十枣汤者，正与陷胸相仿。伤寒种种下法，咸为胃实而设，今证在胸胁而不在胃，则荡涤肠胃之药无所取矣。故取芫花之辛以逐饮，甘遂、大戟之苦以泄水，并赖大枣之甘以运脾，助诸药祛水饮于胸胁之间，乃下剂中之变法也。(《伤寒缵论》卷下《脏结结胸篇》)

二、方解

治悬饮内痛，胁下有水气，脉弦数。

神丸，治阳水肿胀，大小便秘，十枣汤本方各一两，加大黄二两，黑牵牛头末四两，轻粉一钱，煮红枣肉为丸，初服五七丸，日三服，渐加，快利为度。此方守真本仲景十枣汤加牵牛、大黄、轻粉三味，较十枣倍峻，然作丸缓进，则威而不猛，其法最良。其于神丸中，加青皮、陈皮、木香、槟榔各半两，名舟车神，已属蛇足，更于舟车丸中，加入乳香、没药，名除湿丹，风斯愈下，殊不足法。

控涎丹，治胁下痰积作病，十枣汤去芫花、大枣，加白芥子等分为末，曲糊丸，服十五丸至二十丸。惊疾，加朱砂、全蝎。酒痰，加雄黄、全蝎。惊气成块者，加穿山甲、鳖甲、延胡索、蓬术。臂痛，加桂枝、姜黄，痰嗽，加风化硝。寒痰，加丁香、肉桂、胡椒，甘遂直达涎结之处，大戟能攻胸胁之涎，白芥子能破支结之饮，此攻痰涎之峻剂也。凡形盛色苍气壮脉实人有上证，但服此药数服，其病如失，后以六君子调补。若气虚㿠白，大便不实，小便清利者误服，不旋踵而告变矣。（《张氏医通》卷十六《祖方》）

芫花，苦辛温，有毒。陈者良。水浸一宿晒干，醋炒以去其毒。弘景曰：用者微熬，不可近眼，反甘草。《本经》主咳逆上气，喉鸣咽肿短气，蛊毒鬼疟，疝瘕痈肿，杀虫鱼。发明：芫花消痰饮水肿，故《本经》治咳逆，咽肿疝瘕痈毒，皆是痰湿内壅之象。仲景治伤寒表不解，心下有水气，干呕发热而咳，或喘，或利者，小青龙汤主之。若表已解，有时头痛汗出恶寒，心下有水气，干呕痛引两胁，或喘或咳者，十枣汤主之。盖小青龙汤驱逐表邪，使水气从毛窍而出，《内经》开鬼门法也。十枣汤驱逐里邪，使水气从大小便而泄，《内经》洁净府、去菀陈莝法也。芫花、大戟、甘遂之性，逐水泻湿，能直达水饮窠囊隐僻处，取效甚捷，不可过剂，泄人真元。（《本经逢原》卷二《毒草部》）

大戟，苦辛大寒，有毒，反甘草。入药惟用正根，误服傍株令人冷泻，枣煮则不损脾，乘软去骨用。《本经》主蛊毒十二水，腹满急痛，积聚，中风皮肤疼痛，吐逆。发明：大戟性禀阴毒，峻利首推，苦寒下走肾阴，辛散上泻肺气，兼横行经脉，故《本经》专治蛊毒十二水，腹满急痛等证，皆浊阴填塞所致，然惟暴胀为宜。云中风者是指风水肤胀而言，否则传写之误耳。夫大戟、甘遂之苦以泄水者，肾所主也。痰涎之为物，随气升降无处不到，入于心则迷窍而成癫痫妄言妄见。入于肺则塞窍而成咳唾稠粘，喘急背冷。

入于肝则留伏蓄聚而成胁痛，干呕，寒热往来。入于经络则麻痹疼痛。入于筋骨则颈项胸背腰胁手足牵引隐痛。《三因方》并以控涎丹主之。大戟能泻脏腑之水湿，甘遂能行经隧之水湿，白芥子能散皮里膜外之痰气。惟善用者能收奇功也。痘疮变黑归肾，枣变百祥丸，用大戟制枣去戟，用枣以泻肝邪，非泻肾也。实则泻其子，因肾邪实而泻其肝也。仲景云：心下痞满引胁下痛，干呕短气者，十枣汤主之，其中亦有大戟。夫干呕胁痛岂非肝胆之病乎，百祥丸之泻肝明矣。至玉枢丹同续随子、山慈菇等解蛊毒药，则又不独肝胆矣。其脾胃肝肾虚寒，阴水泛滥，犯之立毙，不可不审。（《本经逢原》卷二《毒草部》）

悬饮结内作痛，故脉见沉弦，用芫花之辛以散饮，甘遂、大戟之苦以泄水，大枣之甘入脾而胜水也。（《张氏医通》卷三《诸气门下》）

第十节　瓜蒂散

原文及解析

【原文】病如桂枝证，头不痛，项不强，寸脉微浮，胸中痞硬，气上冲咽喉不得息者，此为胸中有寒也，当吐之，宜瓜蒂散。诸亡血虚家，不可与瓜蒂散。（166）

瓜蒂散

瓜蒂一分，熬黄　赤小豆一分

上二味各别捣筛，为细末合治，送下三钱匕，以香豉一合，用热汤七合，煮作稀糜粥饮，取汁和散，温顿服之。不吐者，少少加，得快吐。

【解析】痰饮内动，身必有汗，加以发热恶寒，全似中风，但头不痛，项不强，此非外入之风邪，乃内蕴之寒痰窒塞胸间，宜用瓜蒂散之苦寒，合小豆之利水，香豉之散邪，以快涌膈上之实痰，《内经》所谓"其高者，因而越之"也。诸亡血虚家禁用者，亡血

而复用吐，则气亦虚，虚家而复用吐，则损其阴，所以为禁也。（《伤寒缵论》卷下《杂篇》）

【原文】病人手足厥冷，脉乍紧者，邪结在胸中，心下满而烦，饥不能食者，病在胸中，当须吐之，宜瓜蒂散。（355）

【解析】手足厥冷，与厥阴之厥深热深相似。其脉乍紧，则有时不紧，殊不似矣。可见痰结在胸中，随气上下，故脉时紧时缓，而烦满不能食也。此条旧在厥阴，而辨不可吐下。复有一条云："病人手足厥冷，脉乍结，以客气在胸中，心下满而烦，欲食不能食者，病在胸中，当吐之。"与此无异，但此云脉乍紧，彼云脉结。紧则寒饮结聚，结则痰饮伏匿之脉，皆属瓜蒂散证，不必两存也。然此手足厥逆，亦属寒饮宿病，与厥阴病证何预哉？（《伤寒缵论》卷下《杂篇》）

第十一节　猪肤汤

一、原文及解析

【原文】少阴病，下利，咽痛，胸满心烦者，猪肤汤主之。（310）

猪肤汤

猪肤一斤

上一味，以水一斗，煮取五升，去滓，加白蜜一升白粉五合，熬香和相得，温分六服。

【解析】下利，咽痛，胸满心烦，少阴之伏邪，虽发阴经，实为热证，邪热充斥，上下中间，无所不致，寒下之药不可用矣。又立猪肤汤，以润少阴之燥，与用黑驴皮之意颇同。阳微者，用附子温经；阴竭者，用猪肤润燥，同具散邪之义。比而观之，思过半矣。（《伤寒缵论》卷下《温热病篇》）

二、方药应用心得

猪属肾，而肤主肺，故取治少阴经中伏邪。阴火乘肺咽痛之证，

但当汤泡刮取皮上一层白腻者为是。若以为捋猪皮外毛根薄肤，则签劣无力，且与熬香之说不符矣。(《伤寒缵论》卷下《正方》)

猪，甘平无毒……当知助湿生痰，惟中间膘脂一层专助脾湿。若皮则走肺益气，精者补肝益血。但嫌难克化耳，其汁则全是膘脂溶化，食之渗入经络，故东垣言之颇详。《千金》治打伤青肿，炙精猪肉揭之。小儿火丹，生猪肉切片贴之。漆疮作痒宜啖猪肉，并以猪脂涂之。男女阴蚀，肥猪肉煮汁洗之，不过三十斤瘥。

其肤者，皮上白膏是也，取其咸寒入肾，用以调阴散热，故仲景治少阴病，下痢，咽痛，胸满心烦，有猪肤汤。予尝用之，其效最捷。(《本经逢原》卷四《兽部》)

三、医案

徐君育素禀阴虚多火，且有脾约便血证。十月间患冬温发热咽痛。里医用麻黄、杏仁、半夏、枳、橘之属，遂喘逆倚息不得卧，声飒如哑，头面赤热，手足逆冷，右手寸关虚大微数。此热伤手太阴气分也，与葳蕤、甘草等药不应，为制猪肤汤一瓯，令隔汤炖热，不时挑服，三日声清，终剂而痛如失。(《张氏医通》卷二《诸伤门·伤寒》)

第十二节　甘草汤、桔梗汤

一、原文及解析

【原文】少阴病，二三日咽痛者，可与甘草汤，不瘥者与桔梗汤。(311)

甘草汤

甘草二两

上一味，以水三升，煮取一升半，去滓，温服七合，日二服。

桔梗汤

桔梗一两　甘草二两

上二味，以水三升，煮取一升，去滓，分温再服。

【解析】邪热客于少阴之经，故咽痛。用甘草汤者，和缓其势也；用桔梗汤者，开提其邪也。此在二三日间，热邪发于经中，他证未具，故可用之。若五六日，则少阴之下利呕逆，诸证蜂起，此法又不可用矣。阴邪为病，其发必暴，所以伏气发于少阴必咽痛，仲景遂以缓法治之。甘草味甘，其性最缓，因取以治少阴伏气发温之最急者，盖甘先入脾，脾缓则阴火之势亦缓，且生用力能泻火，故不兼别味，独用以取专功也。设不瘥，必是伏邪所发势盛，缓不足以济急，更加桔梗，升载其邪，使发于阳分之阴邪尽从阳分而散，不致仍复下陷入于阴分也。倘治稍失宜，阴津为热邪所耗，即用祛热救阴药，恐无及也。按：咽痛多是阴邪搏阳之候，以阴邪为患，无有不挟龙火之势者，所以属少阴者多。惟阳明经病，有但头眩，不恶寒，能食而咳，其人必咽痛一条，乃风热挟饮上攻之证，又不当与阴邪比例而观也。至于温病风温，多有此证，以阴中伏有阳邪也。即直中少阴之咽痛，虽阴邪结于清阳之位，仍是少阴之经。故仲景特设通脉四逆汤，以通阴中郁没之微阳，更加桔梗以清咽利膈也。（《伤寒缵论》卷下《温热病篇》）

二、 方药应用心得

桔梗，《本经》名荠苨。辛甘苦微温，无毒。甘者为荠苨，苦者为苦梗，咬之腥涩者为木梗，不堪入药。《本经》主胸胁痛如刀刺，腹满肠鸣幽幽，惊恐悸气。发明：桔梗上升清肺气，利咽喉，为肺部引经，又能开发皮腠，故与羌、独、柴胡、苏辈同为解表药。与甘草同为舟楫之剂，诸药有此一味不能下沉也。伤寒邪结胸胁，则痛如刀刺，邪在中焦则腹满肠鸣幽幽。辛甘升发，苦淡降泄，则邪解而气和矣。其主惊恐悸气者，心脾气郁不舒，用以升散之也。朱肱用桔梗治胸中痞满，总不出《本经》主治，仲景治寒实结胸，同贝母、巴豆，取其温中消谷破积也。治肺痈唾脓血，用桔梗、甘草，取排脓而清浊气也。治少阴证，二三日咽痛，用甘桔汤，取其调寒热通阴气也。《千金方》治喉痹毒气，桔梗二两，水煎顿服。加甘草、连翘、荆、防名如圣汤，通治咽喉诸病。桔梗有甘、苦二种，甘者曰荠苨，《千金》治强中为病，茎长兴发，不交精出，取其能升解热邪于上也。

又干咳嗽乃痰火之邪郁在肺中，亦宜甘以润之。痢疾胶痛乃肺金之气郁在大肠，则宜苦以开之，甘升而苦降也。此药升降诸气，能入肺使诸气下降，俗泥为上升而不能下行，失其用矣。痘疹下部不能起发，为之切忌，以其性升，能阻药力于上，不得下达也。惟阴虚久嗽不宜用，以其通阳泄气也。其芦吐膈上风热实痰，生研末，白汤调服二三钱，探吐之。（《本经逢原》卷一《山草部》）

第十三节　半夏散及汤

一、原文及解析

【原文】少阴病，咽中痛，半夏散及汤主之。（313）

半夏散及汤

半夏洗，去涎水　桂枝　甘草炙各等分

上三味，各别捣，筛已合治之，白饮和服方寸匕，日三服。若不能服散者，以水一升，煎七沸，内散两方寸匕，更煎三沸，下火令小冷，少少咽之。

【解析】太阳之热邪薄于少阴，则阴火挟痰攻咽，所以作痛，当用半夏以涤饮，兼桂枝以散邪，甘草以缓急也。

二、医案

又治里医吴佩玉次女，伤风咳嗽，先前自用疏风润肺止嗽之药不应，转加呕渴咽痛，求治于余。诊之六脉浮滑应指，作半夏散与之，三啜而病如失。或问咳嗽咽痛而渴，举世咸禁燥剂，而用半夏辄效，何也？曰：用药之权衡，非一言而喻也。凡治病必求其本，此风邪挟饮上攻之暴嗽，故用半夏、桂枝，以开通经络，迅扫痰涎，兼甘草之和脾胃而致津液、风痰散，而营卫通，则咽痛燥渴自已。设泥其燥渴，而用清润滋其痰湿，经络愈壅，津液愈结，燥渴咽痛愈无宁宇矣。不独此也，近世治风寒咳嗽，虽用表药，必兼桑皮、黄芩、花粉，甚则知柏之类，少年得之，必种吐血虚损之根，中年已后得之，多成痰火喘嗽之患。然此辈之妙用，在于预为地步，诊时泛谓阴虚，防变不足之证，初时元气未衰，服之邪热暂伏，似觉稍可，久之真气渐伤，转服转甚，安虑其不成虚损耶！（《伤寒绪论》卷下）

第十四节　苦酒汤

一、原文及解析

【原文】少阴病，咽中伤，生疮，不能语言，声不出者，苦酒汤主之。（312）

苦酒汤

半夏十四枚，洗　鸡子一枚，去黄　内上苦酒，著鸡子壳中

上二味，内半夏，著苦酒中，以鸡子壳，置刀环中，安火上，令三沸，去滓，少少含咽之，不瘥，更作三剂。

【解析】若剧者，则咽伤生疮，音声不出，为阴邪上结，复与寒下不宜，故用半夏以开结，鸡子以润咽，更藉苦酒消肿敛疮，以胜阴热也。胜阴热者，正所以存阴也，饮散则热解，即《内经》流湿润燥之意，与厥阴喉痹麻黄升麻汤证例同。（《伤寒缵论》卷上《少阴篇》）

二、方药应用心得

醋即酢，一名苦酒，酸寒，无毒。凡制肝药，用为引导。发明：醋名苦酒，专取米酿成者，味带酸苦，若酒饧所造则兼酸甜矣。然酒之与饧总皆米制，但功力稍逊耳。宗奭曰：米醋比诸醋最酽，入药多用，谷气全也。仲景少阴病咽中伤生疮不能语言，声不出者，苦酒汤主之。内有半夏之辛，以发声音，鸡子之甘以缓咽痛，苦酒之酸以敛咽疮也。调敷药则消痈肿，制药味则敛毒性；诸恶狂妄，及产后血晕，烧炭淬醋，以辟恶气也。北人感冒风寒，用酸汤胡椒鸡面热食，汗之则愈，以北方素鲜生发之气，但取以助方

宜之不足，则邪自不能为虐耳。东南木气用事，肝火易动，诸病皆当忌食，醋喜入肝，酸寒收敛，病邪得之，难于发泄耳。(《本经逢原》卷三《谷部》)

第十五节 牡蛎泽泻散

一、 原文及解析

【原文】大病瘥后，从腰以下有水气者，牡蛎泽泻散主之。(395)

牡蛎泽泻散

牡蛎，熬 泽泻 栝楼根 蜀漆，暖水洗，去腥 葶苈，熬海藻，洗去咸 商陆根，熬，各等分

上七味，共捣下筛，为散，更入臼中治之，白饮和服方寸匕，小便利，止后服，日三服。

【解析】大病瘥后，脾胃气虚，不能制约肾水。水溢下焦，而腰以下肿，急当利其小便，缓则上逆阳位治无及矣。故用牡蛎、泽泻、海藻之咸，入肾而利水；葶苈、商陆之苦，以入肺而泄气；栝楼根之甘苦，蜀漆之酸苦，以泄其下而除肿湿也。

腰以下有水气者，水渍为肿也。《金匮》曰：腰以下肿，当利小便，此定法矣。乃大病后脾土告困，不能摄水，以致水气泛溢，用牡蛎泽泻散峻攻，何反不顾其虚耶？正因水势未犯身半以上，急驱其水，所全甚大。设用轻剂，则阴水必袭入阳界，驱之无及矣。(《伤寒缵论》卷下《杂篇》)

二、 方药应用心得

商陆，一名当陆，赤者性劣，色白者良，辛寒，有毒。铜刀刮去皮，水浸一宿，或醋炒，或黑豆拌蒸。用其赤者，服之伤人，令人见鬼。同生水服杀人。商陆苦寒伤脾，其性下行利水。《本经》专主水肿，疝瘕等疾，与大戟、甘遂异性同功，胃气虚弱者不可用。肿满，小便不利者，以赤根捣烂入麝香三分，贴于脐心，以帛

束之，得小便利，即肿消。或以大蒜同白商陆煮汁服，亦治肿疾。仲景治大病后腰以下肿，牡蛎泽泻散用之，以其病后不堪受邪，故用急迫以散之也。然水肿因脾虚者，若误用之，一时虽效，未几再发，决不可救。(《本经逢原》卷二《毒草部》)

第十六节 烧裈散

一、 原文及解析

【原文】伤寒阴阳易之为病，其人身体重，少气，少腹里急，或引阴中拘挛，热上冲胸，头重不欲举，眼中生花，膝胫拘急者，烧裈散主之。(392)

烧裈散

上取妇人中裈近隐处，剪烧灰以水和，服方寸匕，日三服，小便即利，阴头微肿则愈。妇人病取男子裈裆烧灰。

【解析】阴阳易之病，注家不明言，乃致后人指为女劳复，大谬。若然，则妇人病新差，与男子交，为男劳复乎？盖病伤寒之人，热毒藏于气血中者，渐从表里解散，惟热毒藏于精髓之中者，无由发泄，故差后与不病之体交接，男病传不病之女，女病传不病之男，所以名为阴阳易，即交易之义也。其证眼中生花，身重拘急，少腹痛引阴筋，兼受阴毒，又非桂附辛热所能驱，故烧裈裆为散，以其人平昔所出之败浊同气相求。服之小便得利，阴头微肿，阴毒仍从阴窍出耳。(《伤寒缵论》卷下《杂篇》)

二、 方药应用心得

仲景治阴阳易病，身重少气腹急，引阴膝胫拘急者，烧裈散主之。取裆中近隐处烧灰，水调方寸匙，日三服，小便即利，阴头微肿则愈。男用女，女用男。(《本经逢原》卷三《藏器》)

三、 医案

石顽治冯茂之夏月阴阳易，而腰痛少腹急，烦躁谵妄，舌色青紫，而中有黄苔肿裂，虽渴欲冷饮，而舌却不甚干，心下按之硬痛，嗳而矢气，此挟宿食也。所可虑者，六脉虚大，而两尺则弦，按之皆无根耳。遂以逍遥汤加大黄一剂，下黑秽甚多，下后诸证悉除，但少腹微冷作痛，又与烧裈散一服，煎五苓散送下而安。(《伤寒绪论》卷下)